LE CHLORURE
DE MAGNÉSIUM
MALIN

Du même auteur, aux éditions Leduc.s

Le sel malin, 2010.
Mes petites papillotes magiques, 2010.
Le raisin malin, 2010.
Les 30 ingrédients de la cuisine bio, 2010.
Soupes brûle-graisses, 2010.
100 réflexes mariage bio et durable, 2010.
Le miel malin, 2010.
Yaourts inratables, 2010.
Le pamplemousse malin, 2009.
100 réflexes bébé bio (en collaboration avec Elisa de Castro Guerra), 2008.

Retrouvez nos prochaines parutions, les ouvrages du catalogue, des interviews d'auteurs et les événements à ne pas rater. Votre avis nous intéresse : dialoguez avec nos auteurs et nos éditeurs. Tout cela et plus encore sur Internet à :

http://blog.editionsleduc.com

Illustrations : Fotolia
Maquette : Nordcompo

Deuxième impression (décembre 2010)
17, rue du Regard
75006 Paris – France
E-mail : info@editionsleduc.com
ISBN : 978-2-84899-422-2

ALIX LEFIEF-DELCOURT

LE CHLORURE DE MAGNÉSIUM MALIN

LEDUC.S ÉDITIONS

À Xavier,
qui l'a testé… et approuvé!

J'avais, dans mon service de l'hôpital Necker, un blessé dont l'état était grave et qui refusait les injections. Je dis un matin : « Essayons de lui donner la solution [de chlorure de magnésium] par voie buccale. » À ce mot, la surveillante Mme Boivin et deux infirmières esquissèrent un sourire.

– Pourquoi riez-vous ?

– Nous en prenons toutes, répondit Mme Boivin.

– Et pourquoi ?

– Ça nous donne du cœur à l'ouvrage.

– Qu'est-ce qui vous a donné l'idée d'en prendre ?

– Nous avons remarqué que les malades à qui on en injectait éprouvaient une sorte de bien-être. Alors nous avons essayé d'en boire et ça nous a produit le même effet.

[...]

Cette solution que l'on appelait « ma drogue », j'en administrais à tous les blessés de mon service, j'en pris moi-même, et j'en fis prendre à tous ceux qui me sont chers. Les surveillantes et infirmières, enchantées de la sensation d'euphorie, d'énergie, de résistance à la fatigue qu'elles éprouvaient, firent de la propagande.

Texte extrait du livre *Politique préventive du cancer*, Professeur Pierre Delbet, Denoël, 1944.

Mise en garde

Les conseils santé proposés dans ce livre ne dispensent pas d'un diagnostic et d'un avis médical.

Sommaire

Introduction

Le marché des compléments alimentaires ne s'est jamais aussi bien porté. Lutter contre la fatigue, renforcer ses défenses immunitaires, doper sa concentration et sa mémoire, prévenir le vieillissement ou l'ostéoporose, combattre ses petits problèmes de peau, stimuler son transit, booster sa libido, retrouver sa zénitude ou le sommeil : autant de promesses et de pilules miracles... qui ont un prix ! Et si un seul complément pouvait rétablir tous ces équilibres, de manière naturelle, efficace et à moindre coût ? Ce remède existe : c'est le chlorure de magnésium !

10 bonnes raisons de découvrir le chlorure de magnésium

1. Il est efficace rapidement

Un début d'angine, un petit problème de peau, une intoxication alimentaire ? Le chlorure de magnésium agit très vite contre de nombreux petits maux. Des expériences ont également démontré son action et son efficacité dans des cas plus graves comme la poliomyélite et d'autres maladies infectieuses.

2. Il a aussi une action préventive

En plus de ses nombreuses utilisations pratiques pour guérir tel ou tel mal, le chlorure de magnésium agit en prévention pour renforcer les défenses immunitaires de l'organisme. En cure, il permet de combler les carences en magnésium dont nous souffrons quasiment tous et qui sont à l'origine de divers troubles, tant physiques que psychiques !

3. Il exerce une action générale sur l'organisme

Nombreux sont les adeptes qui témoignent des effets « magiques » du chlorure de magnésium. On le prend pour soigner un problème précis… et c'est tout le corps qui en profite ! « J'ai pris du chlorure de magnésium contre la constipation… et j'ai vu mon acné disparaître en quelques jours. » « J'ai commencé ce traitement car je me sentais particulièrement stressée et fatiguée. Et puis, au fil des jours, j'ai constaté que mes ongles étaient moins fragiles, que je dormais mieux, et que mes migraines étaient moins fréquentes et moins intenses… » « J'ai fait une cure de chlorure de magnésium car j'avais du mal à m'endormir. En plus de retrouver un sommeil réparateur, je n'ai pas souffert du moindre rhume l'hiver dernier, alors que tous les ans, je suis malade ! » Le secret de tous ces bienfaits ? Le chlorure de magnésium ne guérit pas une maladie bien particulière, mais rétablit tous les équilibres internes de l'organisme : voilà pourquoi après une cure de quelques jours seulement, on se sent mieux et on est beaucoup plus résistant aux infections.

4. Il permet de diminuer sa consommation d'antibiotiques

La France est l'un des plus gros pays consommateurs d'antibiotiques au monde ! Et les prescriptions sont encore trop souvent abusives : de nombreuses maladies dues à des virus sont traitées par des antibiotiques alors que ceux-ci ne sont efficaces que contre les bactéries ! Or, comme le dit le dernier slogan de l'Assurance-maladie, « si on les utilise à tort, ils deviennent moins forts ». Le danger, en effet, est que les bactéries deviennent de plus en plus résistantes à ces médicaments. Le chlorure de magnésium apparaît comme une alternative idéale à cette surconsommation d'antibiotiques car il permet de renforcer les défenses de l'organisme. On tombe donc moins souvent malade et on guérit plus vite. Résultat : on utilise moins de médicaments.

5. Il présente peu de contre-indications majeures

Tout le monde peut suivre une cure de chlorure de magnésium : adultes, enfants, bébés, femmes enceintes, personnes âgées… Attention cependant, il est déconseillé aux personnes souffrant d'insuffisance rénale ou d'hypertension ainsi qu'à celles soumises à un régime sans sel (voir p. 60). Dans tous les cas, n'hésitez pas en parler avec votre médecin.

6. Il ne présente pas d'effet secondaire... ou presque !

Certaines personnes constatent des diarrhées lors de la prise de chlorure de magnésium. Ce désagrément passager n'est pas grave : il suffit de diminuer un peu la dose pour que tout rentre rapidement dans l'ordre. C'est bien peu au regard de ses multiples avantages !

7. Il se trouve facilement

Le chlorure de magnésium se vend en pharmacie, sous forme de sachets de 20 g. Ou, mieux encore, dans les magasins bio, sous forme de nigari, un ingrédient utilisé en cuisine japonaise pour coaguler le lait de soja et fabriquer le tofu. Le nigari contient près de 85 % de chlorure de magnésium.

8. Il est facile à utiliser

Il suffit de diluer le chlorure de magnésium en poudre ou le nigari dans 1 litre d'eau, et de boire 1 verre de cette solution chaque matin. Le goût n'est pas des plus agréables, mais on s'y habitue très vite.

9. Il ne coûte pas cher

Un sachet de 20 g de chlorure de magnésium vendu en pharmacie coûte aux alentours de 1 euro, et permet de préparer 1 litre de solution, soit 8 à 10 doses. Le nigari, en magasins bio et diététiques, coûte encore moins cher : un sachet de 100 g revient à environ 1,80 euro (pour 5 litres de solution). Et c'est encore plus rentable si vous l'achetez au kilo : comptez entre 5 et 6 euros pour préparer 50 litres de solution. Soit l'équivalent d'au moins 20 cures de 3 semaines de chlorure de magnésium. C'est imbattable !

10. C'est un remède oublié, un vrai remède de grand-mère...

Menez une petite enquête autour de vous, notamment auprès de personnes âgées. Vous en trouverez sûrement une qui vous racontera qu'elle a suivi régulièrement des cures de chlorure de magnésium pendant toute son enfance, ou qu'elle en prend toujours aujourd'hui avec la même efficacité.

Encore sceptique ? Il suffit d'en faire vous-même l'expérience ! Nous vivons tous dans nos vies des périodes de fatigue, de stress, voire de petite déprime. C'est l'occasion de tester le chlorure de magnésium en cure de trois semaines. Vous constaterez rapidement les changements sur votre état et votre moral ! Et vous n'aurez plus qu'une envie : convaincre votre entourage d'essayer. C'est ainsi, par le bouche-à-oreille, que se fait la réputation de ce complément alimentaire naturel. Mais aujourd'hui, comme au temps de son « découvreur », le professeur Pierre Delbet, ses vertus restent encore largement ignorées par le monde médical et les laboratoires pharmaceutiques. Une chose est sûre : si nous suivions tous régulièrement des cures de chlorure de magnésium, les fabricants de médicaments et de compléments alimentaires auraient des soucis à se faire !

PARTIE I

Magnésium et chlorure de magnésium

CHAPITRE I

Le magnésium

Un sel minéral essentiel à la vie

Son rôle dans l'organisme

Le magnésium (Mg) est un minéral essentiel au bon fonctionnement de l'organisme. C'est le deuxième ion le plus présent à l'intérieur de nos cellules en quantité après le potassium. Il agit en étroite collaboration avec d'autres minéraux comme le potassium, le sodium et le calcium. Il est surtout connu pour son action sur le système nerveux ou pour ses vertus antistress. Mais cette vision est très réductrice. On estime en effet que le magnésium participe à **plus de 300 fonctions métaboliques** comme :

- la production d'énergie ;
- l'élimination des toxines ;
- la coagulation du sang ;
- la fixation du calcium dans les os ;
- la régulation du taux de sucre sanguin ;
- la régulation de la tension artérielle ;
- le métabolisme des lipides ;
- le maintien d'un rythme cardiaque régulier ;
- la synthèse de l'ADN ;
- le bon fonctionnement des glandes surrénales, et donc la régulation de la production d'adrénaline (d'où son rôle « antistress ») ;
- le transport des ions qui affectent la contraction musculaire et la conduction nerveuse (d'où son utilité dans le soulagement des douleurs liées aux menstruations et aux migraines, par exemple) ;
- … et bien d'autres fonctions encore !

Voilà pourquoi, quand on souffre d'une carence en magnésium, les symptômes sont très divers et affectent de nombreux équilibres. Ils peuvent être d'ordre :

- **psychique** : nervosité, anxiété, insomnies…
- **neuromusculaire** : crampes, vertiges, tremblements, contractions musculaires involontaires (paupières qui tremblent)…
- **cardio-vasculaire** : palpitations, accélération du rythme cardiaque, hypertension…

- **dermatologique** : fragilité des ongles et des cheveux…
- **digestif** : constipation ou diarrhée, crampes d'estomac…
- **articulaire** : douleurs vertébrales…

Plus généralement, les douleurs (musculaires, vertébrales…), les maux de tête, les migraines et la fatigue matinale (dès le lever) sont des signes révélateurs très fréquents de la carence en magnésium.

Malgré ce rôle central dans notre organisme, le magnésium est souvent considéré comme « l'ion oublié ». On nous rebat les oreilles de l'importance du calcium dans l'alimentation des enfants ou des personnes âgées, du rôle central du fer chez les femmes enceintes… Mais quid du magnésium ? Si l'on en croit le docteur Marianne Mousain-Bosc*, pédiatre et auteur de nombreux travaux et études sur le magnésium, l'un de ses collègues lui aurait même un jour rétorqué : « Mais voyons Marianne, le magnésium ne sert à rien ! »

---

* Dans *La solution magnésium*, éditions Thierry Souccar.

Le saviez-vous ?

Le magnésium tire son nom de Magnesia, une région située en Thessalie, au centre de la Grèce, dont le sol était particulièrement riche de ce minéral. Cette terre était celle des Magnètes, une tribu descendant de Magnes, le deuxième fils de Zeus... ou d'Éole (les versions divergent !).

À chacun ses besoins !

Les besoins en magnésium d'une personne adulte sont généralement estimés entre 5 et 6 mg par jour et par kilo. Soit, par exemple, entre 375 et 450 mg pour un homme adulte de 75 kg. Mais il faut savoir que les besoins en magnésium dépendent aussi d'autres facteurs comme :

- **l'âge** : les besoins augmentent au fil des années. Ainsi, un enfant de 10 ans a des besoins deux fois supérieurs à ceux d'un enfant de 5 ans.
- **le sexe** : à partir de l'adolescence, les besoins des hommes sont supérieurs à ceux des femmes.
- **les périodes de la vie** : les femmes enceintes et les jeunes mamans qui allaitent ont des besoins supérieurs à ceux des autres femmes.

Apports conseillés en magnésium (en mg/jour)*		
	Hommes	Femmes
Enfant de 1 à 3 ans	80	
Enfant de 4 à 6 ans	130	
Enfant de 6 à 9 ans	200	
Enfant de 10 à 12 ans	280	
Adolescent de 13 à 19 ans	410	370
Adulte	420	360 390 à 400 (en cas de grossesse et d'allaitement)
Personne âgée (+ de 75 ans)	400	

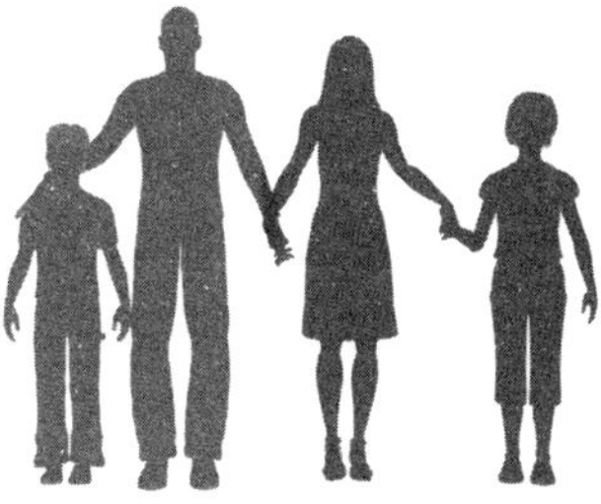

* Source : *Apports nutritionnels conseillés pour la population française*, Agence française de sécurité sanitaire des aliments, 3e édition, Éd. Tec & Doc.

Ces chiffres ne sont que des indications générales car d'autres facteurs, liés au mode de vie de chacun, entrent également en ligne de compte :

- **le niveau d'activité physique** : plus il est élevé, plus les besoins en magnésium sont importants, le magnésium étant plus vite éliminé par la sueur. Ainsi, on estime que les besoins d'une personne sportive (qui fait du sport régulièrement) sont de 500 mg par jour.

- **le stress** : plus une personne est stressée, plus elle « brûle » du magnésium. Les apports quotidiens doivent donc être plus élevés pour compenser ces pertes.

Les meilleures sources de magnésium

L'organisme n'ayant pas de réserves de magnésium, il faut donc lui en apporter quotidiennement via l'alimentation. Les aliments qui en contiennent le plus sont :

- **les germes de blé** : 400 mg/100 g*
- **le cacao** : entre 200 et 400 mg/100 g
- **les fruits oléagineux** : entre 130 et 270 mg/100 g (avec, en tête, la noix de coco et les amandes)

* Comprenez 400 mg de magnésium pour 100 g de germes de blé.

- **le chocolat noir :** 100 mg/100 g
- **les pétoncles et crevettes :** entre 100 et 240 mg/100 g
- **les haricots secs :** entre 160 et 180 mg/100 g
- **les farines de blé et de seigle intégrales :** environ 150 mg/100 g
- **les bettes :** 113 mg/100 g
- **les figues sèches, les abricots secs, les dattes :** entre 60 et 92 mg/100 g
- **le pain intégral :** entre 60 et 74 mg/100 g

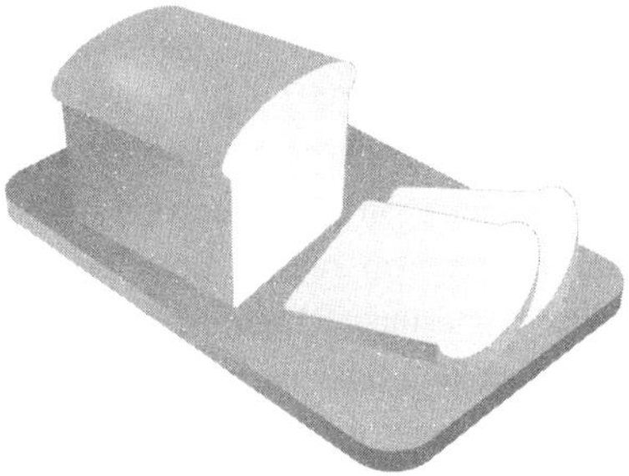

- **les épinards cuits, les cardons :** entre 52 et 59 mg/100 g
- **les fromages à pâte dure :** entre 42 et 47 mg/100 g
- **le persil :** entre 41 et 52 mg/100 g
- **les bananes :** entre 31 et 42 mg/100 g
- **le saumon :** 29 mg/100 g
- **les eaux minérales riches en magnésium** (les eaux les plus riches peuvent en contenir jusqu'à plus de 1 000 mg/litre).

Et le sel ?

À l'état naturel, le sel de table contient une quantité non négligeable de chlorure de magnésium. Malheureusement, le processus de raffinage (qui permet d'améliorer sa durée de conservation et de lui donner une belle couleur blanche) lui en fait perdre une très grande partie. La bonne habitude à prendre : toujours préférer le sel non raffiné au sel raffiné ! Mais attention : pas question de compter sur le sel, même non raffiné, pour combler vos besoins en magnésium. Rappelons-le : si le sel est un minéral indispensable au bon fonctionnement de l'organisme*, son excès, qui est très courant dans nos modes d'alimentation modernes, est néfaste pour la santé.

---

* À lire : *Le sel malin*, du même auteur, Leduc.s Éditions, novembre 2010.

À titre d'exemple, pour combler ses besoins journaliers en magnésium, une femme devrait consommer :

150 g de saumon
+ 100 g d'épinards
+ 100 g de pain intégral
+ 100 g de fromage à pâte dure
+ 2 bananes
+ 40 g de noix
+ 50 g de chocolat noir.

Tous carencés en magnésium !

Nous sommes très nombreux à souffrir d'un déficit en magnésium. Les chiffres sont éloquents : selon l'étude Suvimax*, 77 % des femmes et 72 % des hommes ont des apports en magnésium inférieurs à l'apport nutritionnel conseillé (ANC). Pire : 1 homme sur 4 et 1 femme sur 5 ont des apports de deux tiers inférieurs à l'ANC et souffrent donc d'un déficit évident.

* SUpplémentation en VItamines et Minéraux AntioXydants, 1994-2003.

Des causes diverses

Les déséquilibres de l'alimentation moderne

Aujourd'hui, notre mode d'alimentation fait la part belle à la viande, aux pâtes, au riz, au pain blanc, aux œufs, aux salades… Or, tous ces aliments sont pauvres en magnésium ! Nos ancêtres, qui se nourrissaient de pain complet, de fèves ou de haricots secs, n'avaient pas ce problème.

La généralisation des produits raffinés

Pain blanc, farines blanches, pâtes blanches, riz blanc… aujourd'hui, nous consommons majoritairement des produits raffinés à l'extrême, au point d'en avoir oublié que, à l'état naturel, la farine est bise et le riz brun. Or, le magnésium (entre autres sels minéraux) est précisément contenu dans l'enveloppe des céréales éliminée lors du raffinage ! Résultat : les produits raffinés ont perdu presque toute leur richesse minérale. À titre d'exemple, le pain blanc contient trois fois moins de magnésium que le pain complet. C'est le même constat pour le sel : raffiné, le sel blanc contient quatre à cinq fois moins de magnésium que le sel marin intégral…

Le diktat des régimes minceur

Avez-vous remarqué que la plupart des aliments riches en magnésium sont précisément ceux qui sont décriés par les régimes minceur ? Bananes, chocolat, fruits oléagineux, légumineuses... sont autant d'aliments que certaines femmes qui surveillent leur ligne ont pris l'habitude de bannir de leur alimentation quotidienne, à cause de leur addition calorique ! Cela pourrait expliquer pourquoi les femmes sont plus nombreuses que les hommes à souffrir d'un déficit en magnésium...

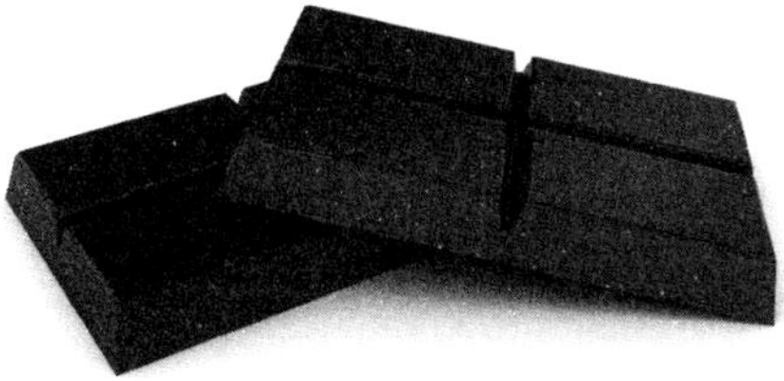

Les ravages de l'agriculture conventionnelle

L'utilisation massive d'engrais de synthèse entraîne un appauvrissement des sols en magnésium. Résultat : les végétaux qui sortent de terre en sont beaucoup moins riches que ceux qui étaient cultivés il y a quatre-vingts ou cent ans !

À noter

Les classifications officielles des aliments selon leur teneur en magnésium ne sont en réalité que théoriques, elles ne reflètent pas vraiment la quantité de magnésium ingérée. Dans la réalité, ces teneurs varient en fonction de la qualité du sol dans lequel le végétal a poussé.

Le mode de cuisson des aliments

La cuisson à l'eau des légumes entraîne également une perte énorme de magnésium – jusqu'à 75 % – qui fuit dans l'eau de cuisson. Or, on a trop souvent tendance à jeter cette eau… et donc aussi ses précieux minéraux !

Le stress

On l'appelle parfois « le mal du siècle ». Or, le stress augmente la consommation de magnésium par l'organisme. Résultat : des carences… qui nous rendent encore plus sensibles au stress. C'est un vrai cercle vicieux !

Les autres facteurs

Les carences en magnésium peuvent également être liées à une mauvaise absorption de ce minéral par l'organisme. C'est le cas, par exemple, lors d'une allergie au gluten (ou maladie cœliaque), qui endommage la paroi intestinale et empêche donc la bonne absorption des nutriments et des minéraux. Autres causes possibles : une affection rénale, qui augmente l'élimination du magnésium par les reins, ou une anomalie génétique, qui entrave le transport du magnésium vers les cellules.

Les bons réflexes à adopter

Pour éviter les carences en vitamines et minéraux, il faut manger « varié et équilibré », nous disent les professionnels de la nutrition. Mais, concernant le magnésium, cela ne suffit pas car les causes des carences dépassent le cadre strict des apports alimentaires ! Même en mangeant « un peu de tout », le risque d'un déficit en magnésium est bel et bien réel. Voilà pourquoi il faut aussi changer quelques-unes de ses habitudes...

Consommer de manière plus régulière des produits à haute teneur en magnésium et rééquilibrer l'ensemble de son alimentation

Pour cela, il est essentiel :

- **d'augmenter sa consommation de fruits de mer, de légumes et de légumineuses**, qui contiennent du magnésium (et diminuer celle de viande) ;
- **de consommer des produits non raffinés** plutôt que des produits « blancs » (pain, pâtes, céréales) ;
- **de préférer le sel non raffiné**, beaucoup plus riche en chlorure de magnésium que le sel blanc.

Miser sur des « petits plus » qui augmentent notre ration journalière de magnésium

Par exemple :

- **saupoudrer ses salades et ses crudités avec une cuillère à soupe de germes de blé en paillettes.** C'est excellent pour la santé, et ça apporte un petit goût de céréales qui se marie très bien avec les salades.
- **ajouter quelques noix** dans une salade verte, **quelques amandes** dans son müesli du matin… ou en croquer quelques-unes en cas de petit creux dans la journée.
- **s'accorder un ou deux carrés de chocolat** (noir de préférence) au goûter.

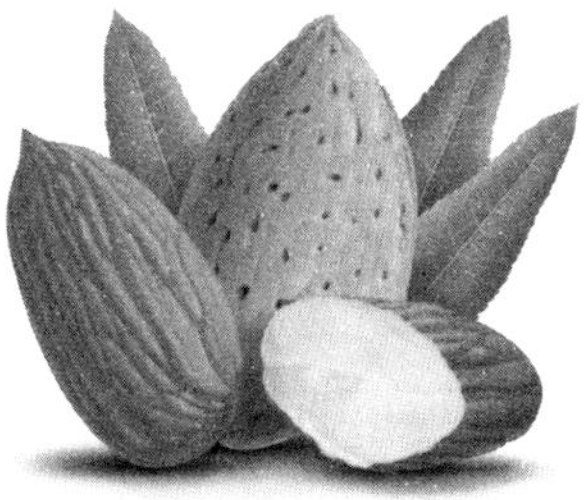

Privilégier les fruits et légumes issus de l'agriculture biologique

Vous avez ainsi la garantie que la terre dans laquelle ils ont poussé n'a pas été arrosée d'engrais de synthèse, et donc que sa richesse naturelle en minéraux a été préservée. Mais pas forcément que le sol n'est pas déjà appauvri en magnésium !

Adopter de nouvelles habitudes en cuisine

- **Consommer l'eau de cuisson** des légumes : soupes, bouillons…
- **Délaisser la cuisson à l'eau** au profit de la cuisson vapeur ou à l'étouffée.
- **Réduire les temps de cuisson** des légumes, afin de préserver leurs précieux nutriments.

Malgré toutes ces bonnes habitudes, il n'est pas toujours facile de combler nos besoins quotidiens en magnésium… à moins de ne consommer que des produits non raffinés, et ayant poussé dans un sol riche en magnésium. De plus, certains scientifiques estiment que les doses recommandées (autour de 350 à 400 mg/jour) sont nettement insuffisantes pour assurer le bon fonctionnement de l'organisme : il en faudrait plus du double, soit environ 800 à 900 mg/jour ! Pour faire le plein de magnésium, il est clair que notre mode d'alimentation moderne ne suffit pas. La solution ? Miser sur un complément alimentaire naturel : le chlorure de magnésium !

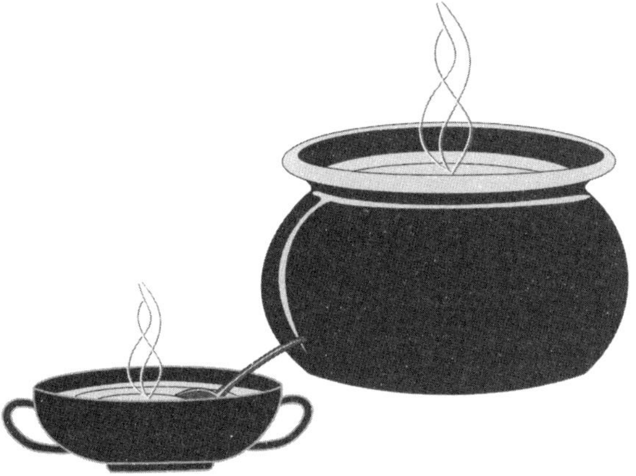

CHAPITRE 2

Le chlorure de magnésium

Le magnésium existe sous de nombreuses formes : carbonate de magnésium, oxyde de magnésium, citrate de magnésium, lactate de magnésium, sulfate de magnésium… et – c'est la forme qui nous intéresse dans ce livre – chlorure de magnésium ou $MgCl_2$.

Les avantages de ce chlorure de magnésium par rapport aux autres formes sont nombreux :

• Parmi tous les sels de magnésium, c'est **le seul à avoir une « bonne » biodisponibilité et une « très bonne » solubilité***. En clair, il est facilement assimilable par l'organisme, sans avoir

* Source : Passeport Santé, fiche sur le magnésium : www.passeportsante.net (rubrique « Approches complémentaires » puis « Produits de santé naturels »).

un trop grand effet laxatif (c'est l'effet indésirable numéro 1 du magnésium quelle que soit sa forme).

- Ses contre-indications et ses effets secondaires sont minimes.
- Vendu à l'état brut, il est **pratique et peu cher**.
- Malgré son manque de reconnaissance par le monde médical, il a fait l'objet de plusieurs expériences démontrant **ses effets extraordinaires sur la santé et le bien-être** général !

Un remède extraordinaire

Les découvertes du professeur Pierre Delbet

À l'origine de la découverte des propriétés extraordinaires du chlorure de magnésium, on trouve un homme : le professeur Pierre Delbet. À la fin du XIXe siècle, ce chirurgien français (1861-1957) se penche sur le **problème de la toxicité des antiseptiques** utilisés à l'époque. Son constat est simple : le nettoyage des blessures avec des antiseptiques a pour effet de détruire non seulement les microbes mais aussi les cellules chargées de défendre l'organisme contre l'infection. Résultat : « les antiseptiques, au lieu de diminuer l'infection, peuvent l'augmenter », écrit-il dans son livre *Politique préventive du cancer*. Durant la Première Guerre mondiale, les nombreux cas de nécroses et de lésions des tissus suite à l'usage des antiseptiques qu'il rencontre dans les hôpitaux ne font qu'étayer sa théorie.

Son idée ? « Chercher une substance capable d'exalter la vitalité des cellules. L'antisepsie vise les microbes et tue les cellules. Je rêvais d'augmenter la résistance des cellules pour qu'elles puissent triompher des microbes », écrit-il. Ce constat le conduit à chercher si une substance présente dans notre organisme pourrait augmenter l'action des globules blancs. Il plonge donc des globules blancs humains dans diverses substances afin de mesurer leur puissance phagocytaire, c'est-à-dire leur faculté d'englober et de digérer des particules organiques ou inorganiques nuisibles à notre organisme, comme les globules rouges usés ou les microbes. C'est la solution de chlorure de magnésium qui donne, selon sa propre expression, « des résultats extraordinaires ». Il baptise cette méthode « cytophylactique », cytophylaxie signifiant protection des cellules. En clair, **le chlorure de magnésium**

agit en stimulant l'action des globules blancs, et donc les défenses de l'organisme.

Cette solution de chlorure de magnésium, il l'expérimente d'abord pour le lavage des plaies, puis directement en injections et, enfin, par voie buccale. Il met aussi au point des comprimés formulés à base de chlorure de magnésium et quelques autres sels halogénés de magnésium en infime quantité : la Delbiase, que l'on trouve toujours aujourd'hui en vente libre en pharmacie (voir p. 53). Les effets ressentis par ses patients dépassent largement ses espérances. « L'administration de la Delbiase [...] a révélé des effets multiples que je ne prévoyais en aucune façon. »

Il découvre ainsi que **le chlorure de magnésium agit aussi sur le bien-être général** en apportant de l'énergie, une sensation d'euphorie et une plus grande résistance à la fatigue. Il favorise le travail intellectuel, fortifie le système nerveux et améliore la résistance au stress.

Rapidement, le professeur Delbet découvre sur lui-même un autre effet inattendu du chlorure de magnésium, sur **la prévention du cancer** cette fois. Après avoir tout tenté pour soigner des lésions précancéreuses sur ses oreilles, il se met à prendre de la Delbiase chaque matin... et constate un jour avec stupéfaction que ces lésions ont disparu. Elles ne réapparaîtront jamais ! « Je suis dans ma quatre-vingt-deuxième année, et je n'ai pas de cancer. »

Fort de ces nouvelles constatations, il multiplie les expériences et met progressivement à jour **les autres bienfaits du chlorure de magnésium** :

- **sur l'appareil digestif** : en cas de constipation ou, au contraire, de diarrhée
- **sur les troubles liés à l'âge** : tremblements, rigidité musculaire, crampes, problèmes de prostate et même cheveux blancs !
- **sur les problèmes dermatologiques** : verrues, eczéma, ongles mous, acné…
- sur la résistance aux allergies
- sur la concentration
- et même sur le tonus sexuel !

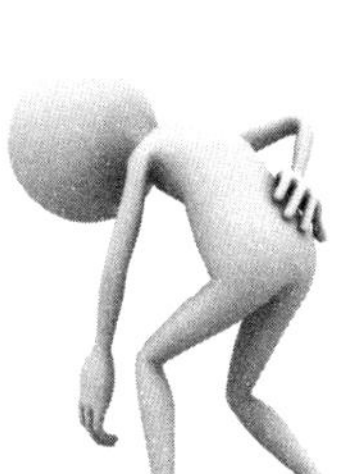

Les apports du professeur Auguste Neveu

Un médecin va s'intéresser de plus près aux travaux du professeur Pierre Delbet, et même les compléter : le docteur Auguste Neveu, médecin de campagne en Charente-Maritime. En 1932, alors que les travaux du professeur Delbet commencent tout juste à être connus, il teste le chlorure de magnésium sur un veau de 3 mois atteint de fièvre aphteuse. En quelques jours, celui-ci est à nouveau sur pied. Un soir, il en administre à une petite fille atteinte de diphtérie, avec succès. Puis à une jeune fille souffrant de polio : encore un succès. C'est ainsi qu'il va se concentrer sur **les bienfaits du chlorure de magnésium dans les maladies infectieuses.** « Docteur Miracle » – c'est ainsi qu'on le surnomme – vérifie ensuite son efficacité sur diverses maladies : mal de gorge, grippe, bronchite, pneumonie, asthme, eczéma, furoncles…

Pourquoi si peu de reconnaissance ?

Malgré ces extraordinaires découvertes, le professeur Pierre Delbet et le docteur Auguste Neveu ont chacun dû faire face aux réticences du monde médical de l'époque. Et le mot réticences est faible : ils furent ignorés et même dénigrés, accusés de vouloir se faire de l'argent ou d'être dangereux pour la société et la santé publique.

« Ce livre s'est heurté, à l'époque, à un véritable barrage ; de violentes cabales se sont élevées pour empêcher sa diffusion ; toute la Médecine officielle de l'époque s'est dressée contre l'auteur, en l'accusant de poursuivre des buts commerciaux, de façon à rendre son œuvre suspecte… écrit l'éditeur du livre de Pierre Delbet, *Politique préventive du cancer*, dans l'avant-propos de l'édition de 1963. En réalité, Delbet a subi le sort de tous les grands précurseurs, de tous ceux dont l'œuvre bouleverse à ce point les connaissances admises qu'elle oblige les Pontifes à réviser leur enseignement et à proclamer le contraire de ce qu'ils prétendaient jusque-là. Admettre la théorie de Delbet sur la cytophylaxie, c'eût été renoncer, notamment, au dogme sacro-saint de la vaccination, c'eût été permettre la guérison facile de la poliomyélite, du croup, de la fièvre aphteuse, c'eût été compromettre le lancement de la pénicilline et des antibiotiques. »

En 1944, la réponse que le Conseil de l'Académie fait aux deux médecins est symbolique : « La diffusion d'un nouveau traitement contre la diphtérie empêcherait les vaccinations, alors que l'intérêt commun est de les généraliser. » Soigner des maladies graves avec un remède naturel vieux comme le monde et aussi peu cher : on comprend que la médecine officielle – et les laboratoires pharmaceutiques – soit frileuse ! Aujourd'hui encore, peu de médecins conseillent ou prescrivent le chlorure de magnésium à leurs patients. Et pourtant, il pourrait nous épargner bien des traitements inutiles et coûteux…

Le chlorure de magnésium en pratique

Deux formes principales

1. Le chlorure de magnésium en poudre

En pharmacie, le chlorure de magnésium est vendu sous forme de poudre, généralement conditionnée en sachets de 20 g. Comptez entre

1 euro et 1,20 euro le sachet. Il est disponible sans ordonnance. Vous pouvez également vous en procurer chez les vétérinaires, en plus grosse quantité, et à plus faible coût. C'est exactement le même chlorure de magnésium que celui que vous trouvez en pharmacie !

2. Le nigari

Contrairement à ce que l'on peut souvent lire sur Internet à son propos, il ne s'agit pas d'une algue mais bien de la forme naturelle du chlorure de magnésium. Le nigari se présente sous forme de paillettes de couleur blanche. Il est extrait de l'eau de mer, en même temps que le chlorure de sodium (le sel). Il contient plus de 85 % de chlorure de magnésium, un peu de sulfate de magnésium, quelques autres minéraux et une toute petite quantité de sel.

Le saviez-vous ?

Le nigari est un ingrédient incontournable de la cuisine japonaise : il sert à faire cailler le lait de soja pour fabriquer le tofu. *Nigari* vient du japonais *nigai*, qui signifie... amer (rendez-vous p. 51 pour savoir pourquoi !).

Le nigari est vendu dans les magasins bio et diététiques, généralement dans le rayon des condiments, aux côtés du sel marin et des épices. Bonne nouvelle : il est moins cher que le chlorure de magnésium vendu en pharmacie. Comptez

Nigari ou chlorure de magnésium en poudre ?

*L'avis de Sylvain Guillopé, naturopathe**

Le nigari est préférable au chlorure de magnésium en sachet acheté en pharmacie. Ses avantages sont effet très nombreux :

- Il est plus écologique.
- Il est encore moins cher.
- Il est mieux assimilé et toléré par l'organisme.
- Il est 100 % naturel et n'a pas été raffiné, contrairement au chlorure de magnésium en poudre.
- Il apporte quelques minéraux supplémentaires, présents naturellement dans l'eau de mer, ce qui n'est pas le cas du chlorure de magnésium raffiné.
- Ses utilisations sont plus larges, car on peut aussi s'en servir en cuisine.
- Il a (un petit peu) meilleur goût !
- Il se conserve mieux.

* Retrouvez-le sur son blog www.naturopathe-iridologue.info.

environ 1,60 euro à 1,80 euro le sachet de 100 g et encore moins si vous l'achetez en paquet d'un kilo : entre 5 et 6 euros. N'hésitez pas à l'acheter en grosse quantité, car il se conserve bien. Veillez simplement à le garder à l'abri de l'air et de l'humidité, dans une boîte bien fermée, sinon il se liquéfie ! Sachez également que vous pouvez fabriquer votre nigari vous-même, à partir de sel marin non raffiné (voir la recette p. 142).

Mode d'emploi

L'utilisation du chlorure de magnésium en poudre ou en paillettes (nigari) est très simple : il suffit d'en **dissoudre 20 g dans 1 litre d'eau peu minéralisée** et de bien agiter. La solution est prête à être utilisée, en interne (on la boit, de préférence à jeun) ou en externe (pour les applications sur la peau). Vous pouvez la conserver au frais ou à température ambiante, sans aucun problème. Seul inconvénient : son goût est franchement désagréable ! Heureusement, il existe des astuces pour surmonter ce désagrément…

- Buvez votre verre **d'un seul trait** : on ne le sirote pas !
- **Juste après, buvez un grand verre d'eau fraîche.** Bonne nouvelle : le goût du chlorure de

magnésium ne reste pas en bouche, vous n'aurez donc cette sensation désagréable que quelques secondes.

• **Ajoutez un trait de jus de citron dans votre verre.** Cela permet de masquer son goût amer… mais pas son goût salé, qui aurait même tendance à ressortir !

• Vous pouvez également **le diluer** dans un petit verre de jus de fruits.

• **Rassurez-vous :** au fil des jours, vous n'aurez même plus besoin de ces astuces. Vous serez tellement surpris et enchanté des effets de cette solution sur votre santé que vous en oublierez cet inconvénient.

Le *nigarisui*

Au Japon aussi, cette solution de chlorure de magnésium est très populaire. Elle est exclusivement préparée à base de nigari. Elle porte d'ailleurs le nom de *nigarisui*. Elle est réputée pour faciliter la perte de poids, purifier la peau, combattre la fatigue, le stress, les insomnies, la constipation, les rhumes... Les Japonais utilisent souvent le nigari sous forme liquide, et le boivent dilué dans du café, du thé, du jus de fruits... ou même dans la célèbre soupe miso, plat incontournable dans les menus japonais.

Les autres formes

On trouve également le chlorure de magnésium sous forme de comprimés, de gélules, de poudre ou de pommade, en vente libre en pharmacie.

Delbiase®/Delbiase crème, cyto-baume au magnésium (laboratoires CLS Pharma)

Le Delbiase, en comprimés, est la formule originelle mise au point par le professeur Pierre Delbet. Il contient du chlorure du magnésium et du bromure de magnésium. Après avoir été retiré du marché en 2005, il est à nouveau vendu en pharmacie comme complément alimentaire.

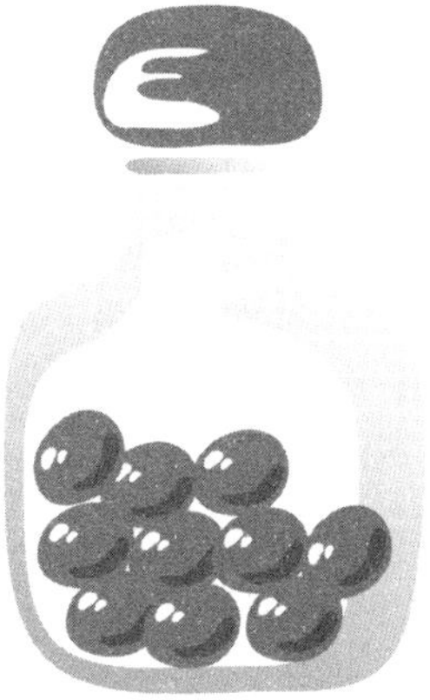

Selon l'emballage, « Delbiase est conseillé dans les déficits magnésiens. Le magnésium intervient dans le fonctionnement neuromusculaire et la transmission de l'influx nerveux ». **La posologie :** 2 à 3 comprimés par jour (à avaler avec un grand verre d'eau ou à dissoudre). **Prix indicatif :** 6 euros environ la boîte de 48 comprimés.

Le Delbiase existe aussi sous forme de crème. Son nom : tout simplement « Delbiase, crème ». Il remplace le Cytodelbiase (c'est sous ce nom qu'on en parle le plus souvent sur les forums Internet) : sa formule d'origine reste la même, un mélange de chlorure de magnésium et d'un peu de bromure de magnésium, mais la texture est plus fluide pour une application plus facile. Cette crème est particulièrement adaptée aux peaux fatiguées et abîmées. Elle est également utilisée pour les démangeaisons et les irritations de la peau dues au soleil, au stress, au froid… **Son prix :** 9 euros environ le tube de 40 ml. Elle porte aujourd'hui la mention « crème de jour », alors que ce n'était pas du tout sa vocation originelle dans l'esprit de son créateur, le professeur Pierre Delbet !

Chlorumagène® (laboratoires SERP)

Ce médicament vendu en pharmacie n'est pas, à proprement parler, du chlorure de magnésium : il s'agit en fait d'hydroxyde de magnésium qui, au contact du suc gastrique de l'intestin, se transforme en chlorure de magnésium « naissant » (c'est-à-dire créé dans l'organisme). Il a été mis au point au milieu du XXe siècle par le docteur Martin du Theil, qui le préconisait pour les cancéreux ou pour combattre la tuberculose ! Aujourd'hui, la notice ne parle plus que de son indication dans les cas de constipation (et ne fait plus référence à son créateur), mais on peut l'utiliser également comme les autres formes du chlorure de magnésium. **Son prix** : environ 6 euros la boîte de 100 g de poudre.

Magnogène® (laboratoires Novartis Santé Familiale SAS)

Ce médicament contient uniquement du chlorure de magnésium. Selon la notice, il doit être utilisé dans le traitement des carences en magnésium et en cas de symptômes pouvant évoquer un manque de magnésium : irritabilité, fatigue passagère, troubles mineurs du sommeil, palpitations, crampes musculaires, fourmillements.

La posologie : 5 à 8 gélules par jour pour un adulte, en deux ou trois prises ; 4 à 7 gélules par jour pour un enfant, en deux ou trois prises. **Son prix** : 2,35 euros la boîte de 60 gélules.

Ses utilisations

Utilisations en interne

En cure d'entretien

La posologie habituelle : 1 à 2 verres par jour (125 cl) pendant deux à trois semaines.

À vous d'adapter cette durée et le dosage en fonction des effets ressentis. Si vous constatez un effet laxatif, diminuez la dose à deux fois ¾ de verre ou à 1 verre par jour. Il est également important de faire une pause d'au moins dix jours avant d'entamer une nouvelle cure, afin de ne pas habituer l'organisme (le chlorure de magnésium deviendrait alors moins efficace).

Dans quels cas? En prévention (avant l'hiver, avant une période stressante, avant des examens…), en cas de fatigue ou de baisse de forme, si vous êtes stressé ou particulièrement nerveux…

Et pour les enfants? Diminuez légèrement les doses : ½ verre à 2 ans, ¾ de verre à 3 ans. À partir de 5 ans, vous pouvez administrer la dose « adulte ». Pas d'inquiétude si vous vous trompez dans les doses, cela n'aura aucun effet indésirable (sauf peut-être une légère diarrhée). Le chlorure de magnésium peut également être donné aux bébés, à raison de 1 cuillère à café ou à soupe. Dans tous les cas, n'hésitez pas à en informer votre médecin ou votre pédiatre.

En traitement d'attaque

La posologie habituelle : 1 verre dès que possible + 1 verre trois heures après. En général, comptez 4 verres par jour pendant deux jours, puis diminuez la dose à 2 verres par jour, puis 1 verre par jour. Vous pouvez bien sûr adapter cette posologie en fonction des résultats constatés. Petit conseil : terminez par une mini-cure de 1 verre par jour pendant une semaine afin de rebooster votre organisme.

Dans quels cas? En cas d'infection : rhume, mal de gorge, angine, gastro-entérite…

Et pour les enfants? Comme pour la cure d'entretien, il suffit de diminuer légèrement les doses.

Le saviez-vous ?

Le chlorure de magnésium peut également s'utiliser tel quel (sans dilution) en cuisine, pour remplacer le sel, par exemple dans les soupes, les salades, etc. Dans ce cas, préférez le nigari, qui est un ingrédient 100 % naturel, au chlorure de magnésium en poudre.

Utilisations en externe

En application locale

La solution de chlorure de magnésium peut être appliquée directement sur la peau à l'aide d'un disque de coton, par exemple si vous avez de l'acné, ou une petite plaie. On peut également l'utiliser en compresse en cas de brûlure, de coup de soleil… Le Delbiase en crème est réservé à cet usage : on peut l'utiliser en crème de jour, sur le visage, ou localement en cas de petites irritations de la peau dues au froid, au soleil, au stress…

En bain de bouche

La solution de chlorure de magnésium soigne les aphtes, les abcès et prévient les problèmes d'infection de la bouche. Le bain de bouche se fait une à deux fois par jour, après le lavage des dents : veillez à laisser agir la solution quelques instants dans la bouche avant de recracher.

Comme ingrédient cosmétique

Le chlorure de magnésium brut, et plus précisément le nigari, peut entrer dans la fabrication de cosmétiques maison (voir p. 129). On peut également s'en servir comme nettoyant pour le visage, ou en mettre dans un bain de pieds pour un effet délassant…

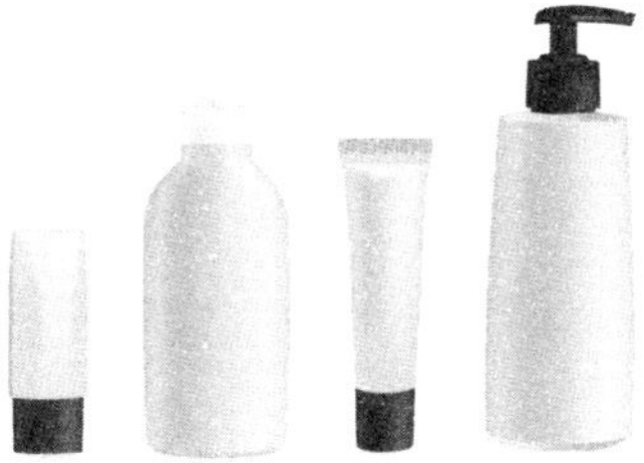

Les précautions à prendre

Des contre-indications ?

L'avantage du chlorure de magnésium est qu'il présente peu de contre-indications ! Il peut aussi bien être administré aux adultes qu'aux enfants, aux bébés ou aux personnes âgées. Il est toutefois recommandé de suivre ces quelques conseils.

- Si vous souffrez d'**hypertension artérielle**, de **néphrite** ou d'**insuffisance rénale** grave, il est conseillé de ne pas prendre de chlorure de magnésium. Idem si la consommation de sel vous est déconseillée (**régime sans sel**).
- De manière générale, si vous suivez un traitement à long terme ou souffrez de problèmes de santé particuliers, n'hésitez pas à informer votre médecin que vous suivez une cure de chlorure de magnésium. Ne serait-ce que pour lui faire sa part de ses effets intéressants sur votre santé !

Des effets indésirables?

Si, par erreur, vous avez pris un peu trop de chlorure de magnésium, rassurez-vous : il n'est pas toxique (sauf en cas de surdosage vraiment massif, voir p. 67) ! Le seul effet indésirable constaté sera, peut-être, une légère diarrhée, mais qui disparaîtra rapidement. La prise de chlorure de magnésium peut en effet avoir un effet laxatif (ce n'est pas le cas pour tout le monde). Cette réaction est tout à fait normale. Il suffit alors de diminuer légèrement la dose ou la fréquence de la prise : les choses reviendront vite dans l'ordre.

Notez aussi que le chlorure de magnésium a un vrai effet tonifiant : ne doublez donc pas les doses, vous risqueriez de ne plus avoir envie de dormir le soir!

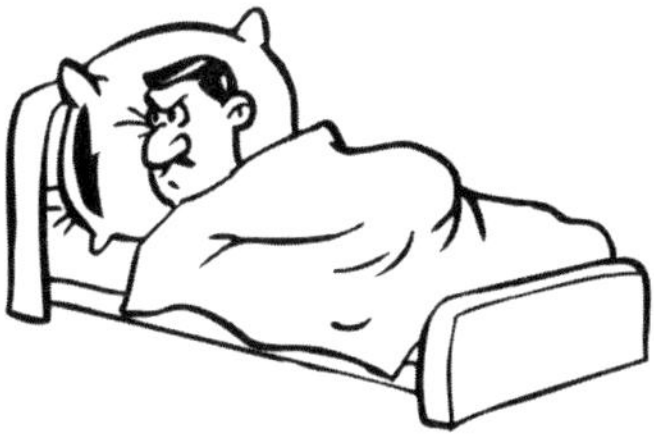

PARTIE 2

Utilisations pratiques

CHAPITRE 3

Ses applications santé

Le chlorure de magnésium ne doit pas être considéré comme un médicament : c'est un complément alimentaire voire, mieux encore, un véritable aliment ! En ce sens, il ne guérit pas, mais apporte au corps tout ce dont il a besoin pour se défendre naturellement, et assurer au mieux le bon fonctionnement de ses différents organes. Voilà pourquoi il s'utilise d'abord et avant tout **en prévention** : n'attendez pas que votre organisme tombe malade pour lui apporter ce dont il a besoin ! Chacun d'entre nous aurait tout intérêt à suivre régulièrement des cures de chlorure de magnésium. Même les personnes « en bonne santé ». Aux changements de saison, en cas de petite baisse de forme, avant une période particulièrement intense au bureau, si vous vous sentez plus fatigué que d'habitude… ayez le réflexe chlorure de magnésium.

Mais, vous le verrez dans la suite de ce guide, le chlorure de magnésium agit aussi **en soin SOS** contre de nombreux petits maux du quotidien. Votre petit dernier a une otite ou souffre d'asthme ? Votre mari rentre tout courbatu de sa séance de sport ou s'est brûlé en faisant la cuisine ? Vous souffrez d'une migraine ou vous êtes barbouillée ? Autant de cas où le chlorure de magnésium se révèle redoutablement efficace. Et autant de raisons d'en avoir toujours un stock d'avance à la maison !

Pour résumer, on peut dire que le chlorure de magnésium agit :

- sur tous les troubles liés à une **infection** (bactéries, virus…) ;
- **sur la sphère digestive**, en régularisant son fonctionnement ;
- **sur le système immunitaire**, en boostant les défenses naturelles de l'organisme ;
- **sur l'appareil ostéo-articulaire** (arthrose, rhumatismes…), en facilitant l'assimilation des minéraux ;
- **sur la peau**, en augmentant la résistance des cellules aux bactéries.

Le chlorure de magnésium à la une de l'actualité

Le chlorure de magnésium est très souvent utilisé dans les services hospitaliers. Cette utilisation a malheureusement fait la une de l'actualité fin 2008. Administré par erreur et à très forte dose à un petit garçon admis pour une angine à l'hôpital Saint-Vincent-de-Paul, à Paris, il a provoqué son décès. À l'époque, le monde médical, et notamment le responsable médical du Samu de Paris, Pierre Carli, a souligné qu'il s'agissait bien d'un accident tragique dû à une erreur et à un surdosage massif, qui ne remettait pas en question l'utilisation de cette substance : « Le chlorure de magnésium est un médicament très fréquemment utilisé mais à très faible dose. [...] Le magnésium agit dans la conduction musculaire, nerveuse, et c'est à très forte dose qu'on voit apparaître des signes toxiques. Tout est une question de dose. »

À noter

Dans les indications qui suivent, le chlorure de magnésium se prend sous forme de solution. Pour la préparer, il suffit de diluer 20 g de chlorure de magnésium en poudre ou 20 g de nigari dans 1 litre d'eau faiblement minéralisée. Voir aussi p. 51.

Abcès

En cas de petit abcès dentaire ou sur la peau, le chlorure de magnésium est efficace car il stimule les défenses de l'organisme, qui devient ainsi **plus résistant à l'infection**. Résultat : votre corps se défend mieux, et vous guérissez plus vite.

En pratique

- Faites une cure de chlorure de magnésium par voie interne, à raison de 1 verre de solution par jour pendant trois semaines.
- En complément, vous pouvez également appliquer sur la zone concernée des compresses imbibées de solution de chlorure de magnésium.
- Si vous souffrez d'un abcès dentaire, vous pouvez également faire des bains de bouche avec la solution deux fois par jour, après vous être brossé les dents. Gardez la solution en bouche quelques instants puis recrachez.

Angine, mal de gorge

Un début de mal de gorge ne doit jamais être pris à la légère : c'est le signal que vos défenses immunitaires sont mises à l'épreuve. S'il n'est pas traité rapidement, il peut dégénérer en angine. Ne tardez donc pas pour **stimuler naturellement vos défenses** en apportant à votre organisme du chlorure de magnésium. C'est « le meilleur traitement [...] de toutes les angines de quelque origine qu'elles soient », affirme le docteur Auguste Neveu.

En pratique

- Dès que le mal de gorge apparaît, buvez 1 verre de solution de chlorure de magnésium, puis 1 verre trois heures après. Reprenez-en 1 verre une ou deux fois dans la journée. Puis baissez progressivement les doses en fonction des effets ressentis. Poursuivez avec 1 verre par jour pendant les trois ou quatre jours qui suivent.
- Si vous êtes sujet aux maux de gorge, n'hésitez pas à faire régulièrement des cures de chlorure de magnésium, notamment lors des changements de saison, à l'approche de l'hiver, par exemple, ou dès que vous vous sentez fatigué (un organisme affaibli est moins résistant aux germes de toutes sortes!).

Aphtes

Ces petites lésions de la muqueuse buccale sont bénignes mais souvent douloureuses et difficiles à soigner. Parmi leurs multiples causes, on trouve les allergies alimentaires ainsi que le stress, l'anxiété… Voilà pourquoi le chlorure de magnésium est recommandé à plus d'un titre : il nettoie les plaies, **accélère la cicatrisation** et, dans le même temps, agit sur les sources du mal. Il est en effet recommandé dans les cas d'allergies et de stress (voir p. 124).

En pratique

- Faites des bains de bouche avec 1 verre de solution de chlorure de magnésium, après chaque brossage de dents. Pour plus d'efficacité, veillez à garder la solution en bouche pendant quelques minutes avant de la recracher.
- En complément, faites une petite cure de chlorure de magnésium par voie interne.

Arthrose, rhumatismes, douleurs articulaires

Le chlorure de magnésium n'est pas un anti-inflammatoire. Mais, **en rétablissant l'équilibre minéral**, et notamment en aidant au métabolisme du calcium, il permet de soulager les maladies rhumatismales. Lors de ses travaux, le professeur Pierre Delbet a également constaté ses effets positifs sur la rigidité musculaire liée à l'âge (démarche, problèmes pour écrire…).

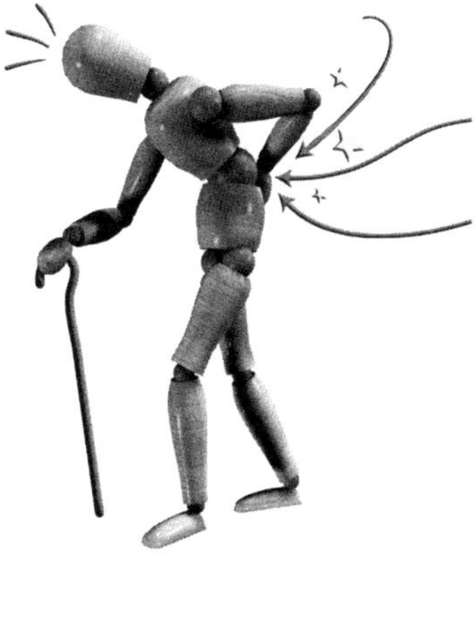

En pratique

- En cas de douleurs, prenez 2 ou 3 verres de chlorure de magnésium pendant deux jours, puis diminuez progressivement la dose. Poursuivez par une cure d'entretien, à raison de 1 verre par jour pendant une dizaine de jours.
- En prévention, les cures de chlorure de magnésium sont également efficaces. N'attendez pas que le mal se déclare pour vous y mettre !
- Prendre un bain additionné de sels de la mer Morte (qui contiennent 46 % de chlorure de magnésium) peut également soulager les douleurs.

Zoom sur les sels de la mer Morte

Issus, comme leur nom l'indique, de la mer Morte, ces sels sont fortement concentrés en minéraux. Ils contiennent notamment 46 % de chlorure de magnésium ! Ils sont très appréciés pour leurs propriétés apaisantes et relaxantes, particulièrement en cas d'arthrite, de rhumatismes, de douleurs musculaires, de migraines, de stress… On les utilise également en cas de maladie de peau : eczéma, psoriasis, acné… Lors de l'achat, veillez à bien choisir des sels de la mer Morte 100 % naturels et non raffinés, et non des produits à base de sel ordinaire enrichis avec des minéraux de la mer Morte.

Asthme

L'asthme est souvent le symptôme d'une réaction allergique. À ce titre, le chlorure de magnésium se révèle efficace : il ne guérit pas mais permet à l'organisme de **mieux résister à « l'agression »**. Telle était la conclusion des travaux du professeur Pierre Delbet. En comparant plusieurs personnes allergiques, il a réalisé que celles qui prenaient régulièrement du chlorure de magnésium résistaient mieux aux allergènes. L'intensité de leurs crises, notamment en cas d'asthme, était moindre.

En pratique

- En cas de crise, prenez 2 à 3 verres de solution de chlorure de magnésium par jour pendant cinq à sept jours, puis diminuez la dose à 1 ou 2 verres par jour. En totalité, le traitement doit durer environ trois semaines.

Brûlures, coupures, petites plaies

L'utilisation du chlorure de magnésium sur les plaies fut le point de départ des expériences du professeur Pierre Delbet. Il a démontré que l'usage de ce produit est préférable à tout autre antiseptique qui détruit les agents pathogènes, certes, mais aussi les cellules, d'où une surinfection. Avec le chlorure de magnésium, au contraire, on **stimule les cellules pour les aider à mieux lutter contre l'infection**. Pour tous les petits bobos du quotidien, ayez donc le réflexe chlorure de magnésium. Appliqué rapidement, il calme la douleur, désinfecte et accélère la cicatrisation. Nul besoin d'un autre produit !

En pratique

- **En cas de brûlure**, trempez immédiatement la zone concernée dans la solution de chlorure de magnésium, ou appliquez-la à l'aide d'une compresse. Laissez ensuite sécher à l'air libre. Vous pouvez également appliquer une compresse imbibée de solution, et la renouveler tous les jours.

• **Pour les petites plaies, les coupures...** utilisez la solution de chlorure de magnésium pour désinfecter la blessure. Si elle est profonde, appliquez une compresse imbibée de solution et fixez-la avec un sparadrap.

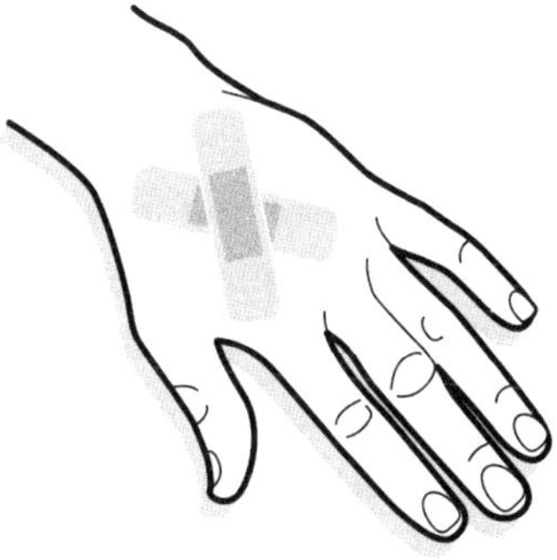

Cancer

Le professeur Pierre Delbet a mené de nombreuses recherches sur le lien entre cancer et chlorure de magnésium, et les a recensées dans un livre, paru en 1944 : *Politique préventive du cancer*. Il en a même fait lui-même l'expérience sur des lésions précancéreuses localisées sur ses oreilles : grâce à ce traitement, elles ont disparu, et ne sont jamais revenues. Mais, comme il le dit lui-même, **il ne s'agit pas d'affirmer que le chlorure de magnésium guérit le cancer :** il peut ralentir l'évolution de la maladie et le prévenir. À ce sujet, il cite notamment les recherches de Louis Robinet, qui a étudié le lien entre la richesse des terres en magnésium, et le nombre de cancers des populations installées sur ces mêmes terres. Le constat est sans appel : « Là ou le magnésium est abondant, le cancer est rare. Inversement, là où le cancer est fréquent, le magnésium est rare. M. Robinet a ainsi établi ce que j'appelle la preuve géographique du rôle de la carence en magnésium dans la fréquence du cancer. »

En pratique

- Les cures régulières de chlorure de magnésium peuvent faire partie intégrante d'une bonne hygiène de vie anticancer. Manger cinq fruits et légumes par jour, faire du sport, ne pas fumer… et prendre du chlorure de magnésium.
- Si vous souffrez d'un cancer, la prise de chlorure de magnésium peut être un précieux

soutien, autant pour votre forme physique que morale, en complément d'un traitement médical adapté évidemment.

Caries

Un chirurgien-dentiste américain a démontré que le magnésium jouait un **rôle protecteur contre les caries**. Pour cela, il a comparé les teneurs en eau de deux comtés et le nombre de caries dentaires des habitants de ces deux territoires. Résultat : là où l'eau est plus riche en magnésium, les habitants sont moins sujets aux caries. Comme le magnésium aide aussi à la fixation du calcium, il est excellent pour les dents des enfants !

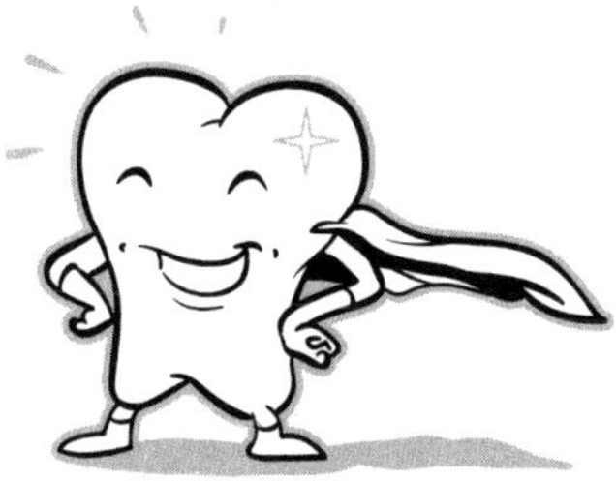

En pratique

- Faites régulièrement des cures de chlorure de magnésium par voie interne.
- Si vous êtes souvent sujet aux caries et autres petites infections de la bouche, vous pouvez également faire régulièrement des bains de bouche avec la solution de chlorure de magnésium (voir p. 70).

Cholestérol

La plupart des personnes qui découvrent le chlorure de magnésium le prennent pour un symptôme particulier : la fatigue, des problèmes de sommeil ou des crampes à répétition. Et ils constatent généralement, grâce au traitement, une amélioration d'un ou plusieurs de leurs autres troubles. C'est le cas de l'hypercholestérolémie. Ainsi, l'apport de chlorure de magnésium a tendance à **faire baisser le taux de triglycérides et à stimuler le taux de HDL, le « bon » cholestérol**. Associé à son action protectrice sur le cœur, il devient un excellent allié de notre santé cardio-vasculaire.

En pratique

- N'attendez pas d'avoir du cholestérol pour faire des cures régulières de chlorure de magnésium !

Cœur

Le magnésium exerce un rôle essentiel dans le bon fonctionnement du système cardio-vasculaire, et ce à plusieurs titres. Il participe activement à **la régulation du rythme cardiaque** et à l'assimilation du calcium (élément fondamental pour la bonne santé du cœur). En protégeant du

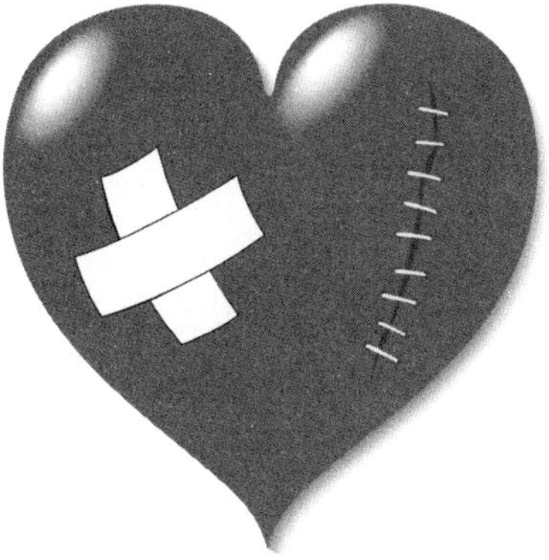

stress oxydatif les vaisseaux sanguins, il assure **le bon fonctionnement des artères**. Et en régulant la pression sanguine, il évite l'hypertension artérielle. Bref, le magnésium est un bon allié du cœur. Mais attention, il ne fait pas tout : il ne s'agit pas d'oublier ses bonnes habitudes alimentaires et sportives !

En pratique

- Faites régulièrement des cures de chlorure de magnésium !
- En complément, pensez à consommer des fruits et légumes tous les jours, à réduire votre consommation de graisses, à ne pas trop saler vos plats, à préférer l'huile au beurre…
- Faites du sport régulièrement ou veillez à marcher au moins 30 minutes par jour.

Côlon irritable

Le syndrome de l'intestin irritable (ou côlon irritable) se caractérise par des épisodes de diarrhée parfois suivis d'épisodes de constipation, et le plus souvent associés à des douleurs intestinales. Bref, il s'agit d'un dysfonctionnement très gênant au quotidien, mais heureusement assez bénin. À l'heure actuelle, on connaît encore très mal les causes de ce phénomène. Seule chose sûre : le stress a tendance à aggraver la situation. Le chlorure de magnésium, en agissant sur ce stress, peut être **une solution efficace, associé de meilleures habitudes alimentaires**, et ce même en cas de diarrhée! Le docteur Raoul Vergini, dans son livre *Vertus curatives du magnésium*, souligne d'ailleurs l'efficacité du chlorure de magnésium dans ce cas car, selon lui, « ces affections peuvent probablement être associées au concept de spasmophilie due à une carence en magnésium ».

En pratique

- Faites une cure de chlorure de magnésium par voie interne.

Constipation

Le chlorure de magnésium a un **effet légèrement laxatif**. S'il est souvent considéré comme un effet indésirable de ce traitement, il se révèle particulièrement intéressant en cas de paresse de l'intestin.

En pratique

- Si la constipation est passagère, 1 ou 2 verres par jour de solution de chlorure de magnésium pendant un ou deux jours suffisent généralement pour débloquer la situation.
- Si la constipation dure depuis plusieurs jours, augmentez les doses : prenez par exemple 3 à 4 verres par jour les deux premiers jours, puis 2 ou 3 verres les deux jours suivants. Diminuez ensuite la dose en fonction des résultats obtenus.
- Si la constipation est chronique, faites régulièrement des cures de deux ou trois semaines de chlorure de magnésium, à raison de 2 verres par jour.

Courbatures, contractures

Après une journée de jardinage, ou une longue séance de sport, vous souffrez de courbatures? Misez sur le chlorure de magnésium, par voie interne et/ou externe. Le magnésium agit sur deux niveaux : il intervient directement dans la contraction musculaire et participe à l'absorption du calcium, autre minéral important **agissant sur la contraction et la relaxation musculaire**.

En pratique

- Dilué dans le bain, le chlorure de magnésium renforce l'action antalgique de l'eau chaude : profitez-en pour vous accorder une petite pause relaxante! Dans une eau à 37 °C, versez 3 cuillères à soupe de gros sel non raffiné + 3 cuillères à soupe de chlorure de magnésium en poudre ou de nigari. Restez-y une quinzaine de minutes.
- Essayez aussi les sels de la mer Morte à diluer dans un bain tiède (voir p. 72) : ils contiennent 46 % de chlorure de magnésium et d'autres minéraux bénéfiques. Effet décontractant assuré!

• En complément, faites des cures régulières de chlorure de magnésium par voie interne, pour prévenir l'apparition des contractures.
• Évidemment, n'oubliez pas de vous échauffer avant tout effort, de bien vous hydrater pendant, et de vous étirer après !

Crampes

Les crampes sont des contractions involontaires des muscles. Elles ont des causes multiples : faux mouvement, effort physique intense, défaut d'échauffement, mauvaise circulation sanguine mais aussi, parfois, carence en sels minéraux (et notamment un déséquilibre entre calcium et magnésium). Dans ce dernier cas, une supplémentation en chlorure de magnésium peut se révéler efficace si vous êtes sujet aux crampes, notamment nocturnes, car **il aide à fixer les minéraux**. Évidemment, cela suppose d'avoir identifié auparavant la cause de vos crampes !

En pratique

- Si vos crampes sont régulières, prenez la solution de chlorure de magnésium en cure, à raison de 1 ou 2 verres par jour pendant deux à trois semaines.
- Si la cure de chlorure de magnésium ne fait pas d'effet sur vos crampes, n'hésitez pas à en parler à votre médecin. Il pourra identifier avec vous une autre cause que celle du déficit en minéraux…

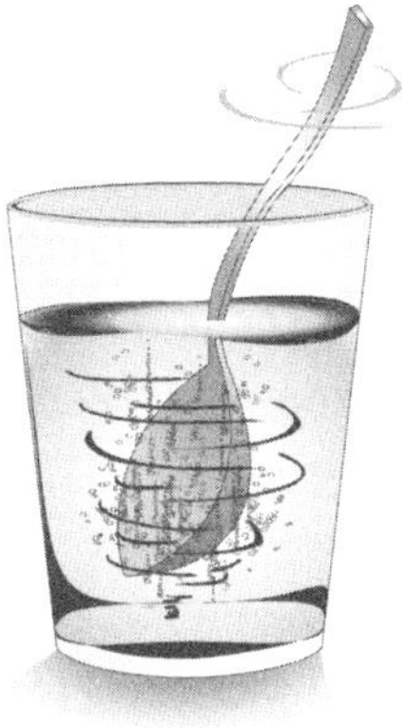

Diabète

Différentes études scientifiques ont montré qu'**un apport nutritionnel élevé en magnésium réduit les risques de souffrir d'un diabète de type 2**, et qu'un faible taux de magnésium peut aggraver la résistance à l'insuline, phénomène qui précède souvent le déclenchement du diabète. Bref, il semble bien que le magnésium peut jouer un rôle intéressant dans la prévention du diabète. D'autres recherches sont actuellement en cours pour savoir s'il peut ou non être utile dans le traitement même de la maladie. Toujours est-il que certains diabétiques adeptes du chlorure de magnésium ont constaté des « diminutions significatives de leur taux de glycémie après avoir pris, de manière continue, du chlorure de magnésium », souligne le docteur Raoul Vergini dans son livre *Vertus curatives du magnésium*.

En pratique

- À titre préventif, des cures régulières de chlorure de magnésium peuvent se révéler efficaces. À conseiller aux personnes dites « à risques » : personnes en surpoids ou personnes dont un parent proche souffre de diabète.

Eczéma

Cette affection de la peau est le plus souvent d'origine allergique. En soi, elle est bénigne, mais les démangeaisons qu'elle provoque, notamment chez les jeunes enfants, sont vraiment handicapantes au quotidien. **Qu'il soit ou non d'origine allergique, l'eczéma peut être soulagé** par la prise de chlorure de magnésium, par voie interne et/ou externe.

En pratique

• Faites une cure de chlorure de magnésium, en cas d'eczéma chronique ou dès l'apparition d'une nouvelle plaque.

• En cas d'eczéma sec, vous pouvez appliquer sur la zone concernée une compresse imbibée de solution de chlorure de magnésium. Laissez sécher à l'air libre. Renouvelez plusieurs fois par jour.

• Dans l'eau de votre bain, ajoutez une grosse poignée de sels de la mer Morte (qui contient 46 % de chlorure de magnésium) aux effets calmants et adoucissants (voir p. 72).

Furoncle

Le furoncle est une infection de la peau, et plus précisément du follicule pileux, dû à un germe, le staphylocoque doré. Le plus souvent, le traitement associe un antibiotique, pour éliminer la bactérie, et un antiseptique, à appliquer localement. Le chlorure de magnésium peut aussi être **une solution, parfois même plus efficace que le traitement classique!** « Plusieurs malades atteints de furonculose et qui avaient tout essayé en vain, y compris la vaccinothérapie, ont été guéris [grâce au chlorure de magnésium] », écrit le docteur Auguste Neveu.

En pratique

- Prenez 1 verre de chlorure de magnésium matin et soir pendant une vingtaine de jours.
- En complément, nettoyez régulièrement la zone lésée avec une compresse imbibée de solution de chlorure de magnésium.

Gastro-entérite

Le chlorure de magnésium peut avoir, chez certaines personnes, des effets légèrement laxatifs. Son utilisation dans les cas de gastro-entérite peut donc surprendre... Et pourtant c'est très efficace ! En stimulant les défenses de l'organisme, **il aide à évacuer les bactéries ou le virus** à l'origine des vomissements et des diarrhées. Résultat : on guérit plus vite !

En pratique

- Dès l'apparition des premiers symptômes, buvez 1 verre de solution de chlorure de magnésium. Renouvelez trois heures après, puis espacez les prises en fonction de l'amélioration de votre état. Il est préférable, dans ce cas, de boire la solution pure, sans ajout de jus de citron ou de jus de fruits. Ajoutez un peu de sucre si le goût est vraiment un obstacle.
- En prévention, la cure de chlorure de magnésium permet à l'organisme de renforcer ses défenses contre les germes à l'origine de la gastro-entérite. Elle est donc conseillée à l'approche de l'hiver ou en cas d'épidémie. Cela ne vous dispense évidemment pas d'une hygiène rigoureuse !

Grippe

Le chlorure de magnésium **stimule la phagocytose** (la digestion et l'élimination des agents indésirables) **et les défenses immunitaires.** Deux raisons pour l'adopter comme complément alimentaire à l'approche de l'hiver et de son cortège de maladies, comme la grippe.

En pratique

- Avant l'hiver, prenez l'habitude de faire une cure de chlorure de magnésium pendant une vingtaine de jours. Vos défenses seront au top, et vous aurez toutes les chances de passer la saison froide sans tomber malade ! L'idéal : commencez votre cure quelques jours avant la rentrée scolaire. Par la même occasion, vous éviterez stress et fatigue souvent liés à cette période.
- Vous êtes malade ? Dès les premiers symptômes, prenez 1 verre de solution de chlorure de magnésium, puis 1 verre trois heures après. Ensuite, espacez les doses : 1 verre toutes les six heures, puis 1 verre toutes les douze heures. Terminez par une petite cure de 1 verre par jour pour renforcer vos défenses immunitaires.

Grossesse

Lors d'une grossesse, les besoins en vitamines et minéraux sont plus importants afin d'assurer le bon développement du fœtus et la santé de la maman. Ainsi, on estime par exemple que, durant cette période, les besoins en magnésium sont augmentés de 40 mg/jour. Certains spécialistes affirment même que les besoins doublent ! C'est pourquoi les apports en magnésium sont à surveiller de près. Surtout quand on connaît **l'impact de ce sel minéral sur le bon déroulement de la grossesse et la santé du bébé.**

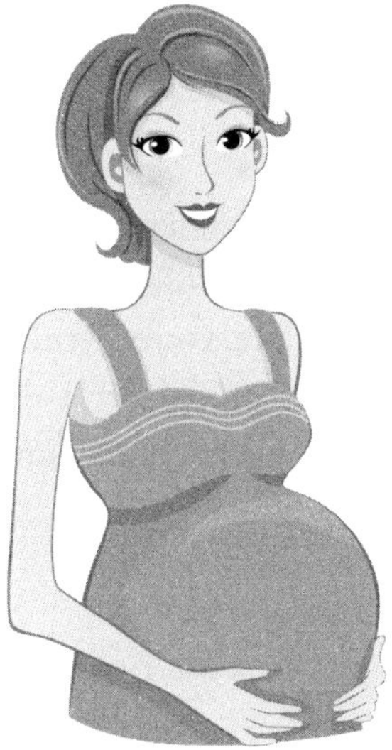

De nombreuses études ont ainsi démontré qu'un déficit en magnésium peut entraîner un risque plus élevé de prématurité et de mort subite du nourrisson. Les cures de chlorure de magnésium sont donc particulièrement recommandées aux femmes enceintes ! Notez que ce traitement permet aussi de soulager certains petits maux de la grossesse comme les crampes nocturnes, le stress, les troubles du sommeil… Grâce à ses vertus légèrement laxatives, il peut également aider le transit des futures mamans, souvent paresseux en fin de grossesse. On estime même que la prise de magnésium peut réduire les douleurs de contractions lors de l'accouchement.

En pratique

- Faites des cures régulières de chlorure de magnésium pendant la grossesse.
- Prévoyez de faire votre dernière cure dans les trois semaines précédant la date présumée de l'accouchement. Les contractions seront plus supportables !

Intoxication alimentaire

Quelques heures après un repas, vous souffrez de diarrhée, de vomissements et vous avez mal au ventre ? Ce sont sûrement les signes d'une intoxication alimentaire. Celle-ci est le plus souvent liée à un manque d'hygiène dans la préparation des aliments, favorisant le développement des bactéries. Pour la traiter, il faut **mettre son système digestif au repos pendant une journée**, boire beaucoup… et miser sur le chlorure de magnésium.

En pratique

- Buvez 1 verre de chlorure de magnésium. Cela suffit généralement pour soulager les symptômes. Vous pouvez renouveler la prise dans la journée si nécessaire, et faire de même le lendemain.
- Si votre état ne s'améliore pas rapidement (dans les deux jours), et si vous continuez à vomir, n'hésitez pas à consulter un médecin.

Maladies infectieuses

Il ne s'agit pas ici de détailler l'ensemble des maladies infectieuses, qu'elles soient virales, bactériennes ou parasitaires, sur lesquelles le chlorure de magnésium peut agir. C'est au docteur Auguste Neveu que revient cette découverte : **le chlorure de magnésium permet à l'organisme de mieux se défendre** – et se débarrasser – des virus et bactéries, en augmentant le nombre de globules blancs. Il montra ainsi que cette solution est efficace en cas de poliomyélite, de diphtérie, d'angine, de grippe… mais aussi dans tous les cas de maladies typiquement infantiles comme la rougeole, la rubéole ou la varicelle. Le chlorure de magnésium a également été expérimenté sur le paludisme et le chikungunya, avec succès.

En pratique

- En cas de maladie, vous avez tout intérêt à suivre, en complément de votre traitement, une cure de chlorure de magnésium afin de renforcer la capacité de votre organisme à se défendre. Évidemment, cela est beaucoup plus efficace si vous agissez dès les premiers symptômes.

- Mais rien ne vaut la prévention ! À l'approche de l'hiver et de son cortège de rhumes, angine et grippe, prévoyez une cure de chlorure de magnésium afin de booster vos défenses.

Migraine, mal de tête

Les migraines ont des causes très diverses : elles peuvent être d'origine hormonale, ophtalmique, alimentaire, articulaire, environnementale... C'est pourquoi elles sont souvent difficiles à identifier et donc à traiter ! Aucune étude n'a clairement démontré l'efficacité du chlorure de magnésium en cas de migraines. Mais les témoignages de certains migraineux et adeptes de ce remède sont porteurs d'espoirs : **les migraines ne disparaissent pas, mais elles sont moins intenses et moins fréquentes** dès la première cure. À vous d'essayer : de toute façon, le chlorure de magnésium, à défaut d'agir directement sur vos migraines, ne peut vous faire que du bien !

En pratique

- En prévention, si vous êtes migraineux, faites régulièrement des cures de chlorure de magnésium.
- En cas de mal de tête, la prise de 1 verre de solution de chlorure de magnésium peut vous soulager. Renouvelez quelques heures après si nécessaire.
- Le bain aux sels de la mer Morte (qui contient 46 % de chlorure de magnésium) est également réputé pour soulager les maux de tête. Et si vous essayiez ? (Voir p. 72.)

Opération chirurgicale

Le professeur Delbet a mené l'expérience sur des volontaires : la prise de chlorure de magnésium en cure avant une opération **permet à l'organisme d'être plus résistant** aux infections postopératoires et de se rétablir plus vite. Psychologiquement aussi, elle aide à être plus serein et ainsi à aborder l'opération avec moins de stress.

En pratique

- Commencez une cure de chlorure de magnésium au moins une dizaine de jours avant l'opération. Et continuez après ! N'hésitez pas à en informer votre médecin.

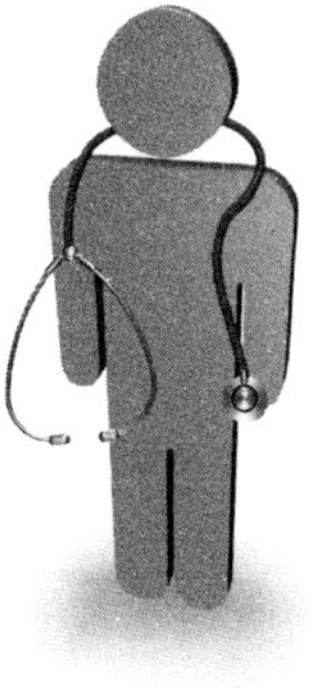

Ostéoporose

Cette maladie se caractérise par une fragilisation des os, qui entraîne des fractures. Elle touche surtout les personnes de plus de 50 ans, et notamment les femmes : on estime que plus d'une sur deux à partir de cet âge est concernée par cette maladie. Parmi les causes invoquées, on trouve les bouleversements hormonaux liés à la ménopause mais aussi le manque de minéraux. Ainsi, les femmes ménopausées sont souvent incitées à consommer davantage de produits laitiers pour faire le plein de calcium, mais on leur parle rarement de magnésium ! Or ce minéral, présent dans les tissus osseux, est tout aussi important pour **la bonne santé des os** car il permet une meilleure absorption et assimilation du calcium.

En pratique

- Dès l'arrivée de la ménopause (ou même, idéalement, avant), faites des cures régulières de chlorure de magnésium.
- En parallèle, veillez à avoir une alimentation suffisamment riche en calcium (produits laitiers mais aussi amandes, sardines, etc.) et en magnésium (voir la liste des ingrédients qui en contiennent le plus p. 28).

Otite

Cette infection de l'oreille est très courante, notamment chez les enfants. Le plus souvent, le médecin prescrit **des antibiotiques de manière un peu trop systématique**. En effet, certaines otites ne sont pas graves, et guérissent spontanément en quelques jours. Le chlorure de magnésium est très efficace dans ce cas, il agit par la même occasion sur des symptômes associés : rhume, rhinite allergique…

En pratique

- Dès les premiers symptômes, buvez 1 verre de solution de chlorure de magnésium, puis 1 verre trois heures après. Ensuite, espacez les doses : 1 verre toutes les six heures, puis 1 verre toutes les douze heures. Terminez par une petite cure de 1 verre par jour pendant quelques jours pour éviter la rechute. Pour les enfants, adaptez la dose en fonction de l'âge (voir p. 57).
- Vous pouvez également instiller quelques gouttes de solution de chlorure de magnésium dans l'oreille.

Prostate

Lors de ses travaux, le professeur Delbet a fait la constatation suivante : « L'augmentation de la ration quotidienne en magnésium arrête l'évolution de l'hypertrophie de la prostate et la fait rétrocéder. Parmi les hommes qui prennent quotidiennement du chlorure de magnésium, aucun n'a, à ma connaissance, de problèmes prostatiques. » Sans affirmer que le chlorure de magnésium soigne les troubles de la prostate, on peut dire qu'**il aide à lutter contre leurs symptômes, et pourrait même les prévenir**. Des conclusions partagées par des travaux américains récents, repris dans le livre *Maladies des reins, vessie et prostate* d'André Passebecq.

En pratique

- Le chlorure de magnésium peut être pris dès l'apparition des troubles ou, mieux, en cure préventive. L'idéal est de renouveler régulièrement les cures dès l'âge de 30 ou 40 ans.

Psoriasis

Cette maladie de peau, qui se caractérise par l'apparition de plaques rouges sur le corps, est très complexe, et donc très difficile à traiter. Parmi les causes, on cite souvent **l'hérédité et le stress**. La maladie évolue par poussées, qui peuvent durer pendant plusieurs mois. À l'heure actuelle, il n'existe aucun traitement pour guérir le psoriasis. Mais le chlorure de magnésium peut apporter un vrai soulagement.

En pratique

- Pendant les poussées, prenez 1 verre de solution de chlorure de magnésium par jour.
- Vous pouvez également l'utiliser sous forme externe, en passant un coton imbibé de solution de chlorure de magnésium sur les zones concernées.
- Essayez aussi le bain aux sels de la mer Morte, qui contient 46 % de chlorure de magnésium (voir p. 72).

Régime

Soyons clair, le chlorure de magnésium n'est pas une aide au régime : il ne fait pas maigrir. Mais il est un complément bien utile quand on suit un régime soi-disant miracle qui, la plupart du temps, crée des carences ! En effet, le chlorure de magnésium a un double effet : non seulement il vous apporte du magnésium (c'est indispensable en période de régime pour **lutter contre le stress suscité par les privations !**) mais il permet aussi de pallier momentanément certains dysfonctionnements dus à des carences en vitamines et/ou minéraux. Un précieux allié pour rester en forme moralement et physiquement !

En pratique

- Complétez votre régime avec une cure de chlorure de magnésium par voie interne pendant trois semaines.

Rhume, sinusite

Le chlorure de magnésium se révèle efficace pour soigner de nombreuses maladies respiratoires, notamment le rhume, si vous le traitez **dès les premiers symptômes**.

En pratique

• Dans un lota (petit récipient spécialement conçu pour les douches nasales, en vente en pharmacie), versez 30 cl d'eau légèrement tiède + 1 cuillère à café de fleur de sel et ½ cuillère à café de chlorure de magnésium. Mélangez bien afin que les sels soient bien dissous, et lavez-vous le nez avec cette solution, une fois par jour. Pour les enfants, divisez les quantités par deux.

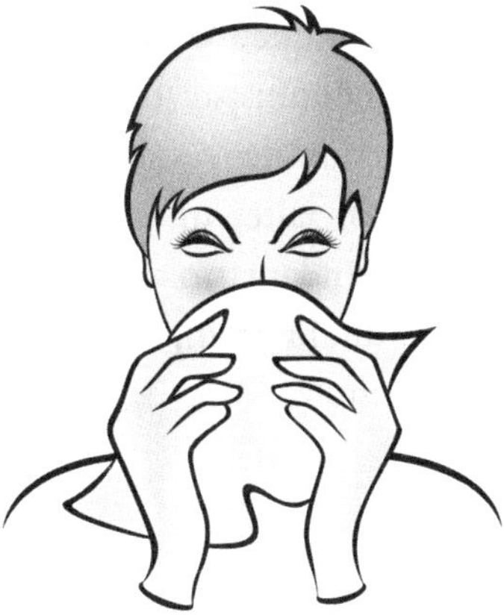

- En complément, pensez à prendre le chlorure de magnésium par voie interne pour booster vos défenses. Dès les premières sensations de nez bouché, avalez 1 verre de solution, et renouvelez dans la journée. Faites de même le lendemain, et poursuivez pendant quelques jours, à raison de 1 verre quotidien.

Rhume des foins

Les rhinites d'origine allergique peuvent également être traitées efficacement grâce au chlorure de magnésium.

En pratique

- En période « critique », buvez 2 ou 3 verres de solution de magnésium par jour. Puis diminuez les doses en fonction des résultats.
- En prévention, faites une cure de chlorure de magnésium pendant trois semaines environ avant l'arrivée du printemps. Commencez au 1er mars par exemple.

Spasmophilie

Cette « maladie » se caractérise par un ensemble de manifestations physiques très diverses : tremblements, palpitations, insomnies, spasmes, tétanie, agitation, vertiges, sensation d'étouffement, douleurs thoraciques, fatigue matinale, nœud dans le ventre, contractions involontaires… Il n'est pas évident pour un médecin de faire le lien entre l'ensemble de ces symptômes, et de poser le diagnostic de spasmophilie ! Et pourtant, on estime que 10 millions de Français sont concernés, majoritairement des femmes et des enfants. **De nombreuses raisons ont été avancées pour expliquer cette « hyperexcitabilité neuromusculaire »**. Parmi elles, la carence en magnésium, qui ne fait pas l'unanimité au sein du monde médical. Les raisons profondes de la maladie restent encore inconnues, mais une chose est sûre : elle survient généralement chez des personnes inquiètes de nature, voire déprimées, le plus souvent dans une situation de stress. Et, sur ce point, le chlorure de magnésium est particulièrement recommandé.

En pratique

- Faites régulièrement des cures de chlorure de magnésium, et plus particulièrement aux moments stressants : examens, nouveau travail…

La spasmophilie, une « vraie » maladie ?

Cette maladie suscite de nombreux débats au sein du monde médical. Pour certains médecins, elle n'existerait pas, il s'agirait simplement d'un ensemble de symptômes liés à un stress, une angoisse... D'ailleurs, le terme n'a cours qu'en français : il n'existe pas dans les autres langues ! En anglais, on préfère parler de syndrome d'hyperventilation.

Syndrome prémenstruel

On estime que près de huit femmes sur dix éprouvent une sensation d'inconfort à l'approche des règles, et qu'environ une sur cinq présente ce que l'on appelle le syndrome prémenstruel (SPM). Celui-ci se manifeste par différents symptômes : fatigue, maux de tête, seins douloureux, crampes dans le bas-ventre, irritabilité… Les causes de ce phénomène sont encore mal connues, mais les médecins pensent que **le rapport calcium/magnésium peut jouer un rôle important**. Le chlorure de magnésium peut donc être une piste intéressante pour soulager le syndrome prémenstruel. À défaut de le faire disparaître complètement, il peut soulager certains symptômes pris isolément : migraine (voir p. 95), fatigue (voir p. 120), poussée d'acné (voir p. 130)…

En pratique

- Dès l'apparition des symptômes, prenez 1 verre de solution de chlorure de magnésium. Continuez au rythme de 1 ou 2 verres par jour jusqu'à ce que vous vous sentiez mieux.

Toux, bronchite

Comme pour le mal de gorge, il faut agir **avant que la toux ne s'aggrave et se transforme en bronchite**. Là encore, le chlorure de magnésium apporte un soutien précieux pour renforcer les défenses de l'organisme.

En pratique

• Dès les premières quintes de toux, buvez 1 verre de solution de chlorure de magnésium, et renouvelez une ou deux fois dans la journée, ainsi que le lendemain. Diminuez progressivement les doses, et finissez par une cure d'entretien, à raison de 1 verre par jour, pour booster votre système immunitaire.

Troubles du comportement (enfant)

L'hyperactivité et l'autisme peuvent avoir pour cause une carence en magnésium, et plus précisément un trouble du métabolisme du magnésium, c'est-à-dire une anomalie du transport du magnésium dans les cellules. La conséquence : une diminution des taux de magnésium intracellulaire qui entraîne des troubles du comportement, des difficultés d'apprentissage, des troubles du langage… C'est ce qu'explique le docteur Marianne Mousain-Bosc dans *La solution magnésium*. Dans ce livre, elle raconte comment elle a amélioré le quotidien de nombreux enfants déclarés comme autistes ou hyperactifs, grâce à un traitement en magnésium. Parmi les causes avancées de l'autisme, elle souligne l'origine génétique : l'autisme ne serait pas héréditaire, mais lié à un déficit de l'expression de certains gènes qui gèrent la neurotransmission. C'est pendant la grossesse que ces gènes peuvent se modifier, notamment **à cause d'un déséquilibre alimentaire et plus précisément d'un déficit en magnésium**. « Il est donc évident qu'il faut éviter toute carence en magnésium chez l'enfant, l'adolescent et chez la jeune femme avant toute grossesse », conclut le docteur Mousain-Bosc.

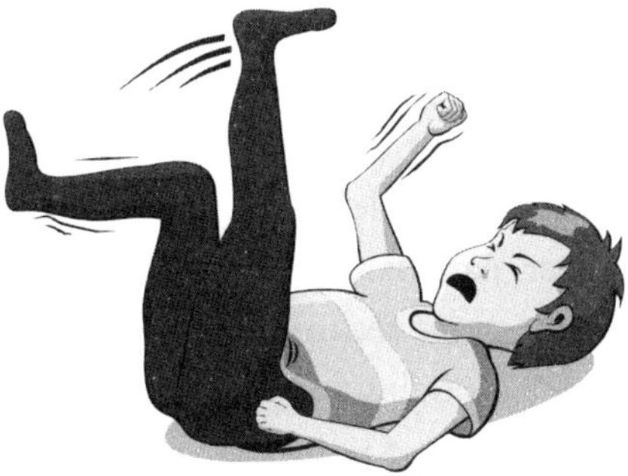

En pratique

- Le magnésium peut représenter un traitement porteur d'espoir en cas d'autisme ou d'hyperactivité chez l'enfant : n'hésitez pas à en parler avec votre médecin.
- Ces conclusions confirment qu'il est essentiel de veiller à ses apports en magnésium pendant la grossesse (voir p. 91), pour le bon développement neurologique du bébé.

Verrues

Les verrues sont des petites excroissances de la peau qui touchent principalement les mains et les pieds mais aussi, parfois, le visage ou les organes génitaux. Elles sont dues à **une infection de la peau par un virus**, le papillomavirus humain (HPV). La majorité d'entre elles disparaissent toutes seules dans les deux ans : il faut donc se montrer patient ! On peut aussi les traiter par cryothérapie, technique qui gèle la verrue grâce à de l'azote liquide à près de 200 °C. Sur les pieds, cela peut se révéler douloureux. Et si vous essayiez le chlorure de magnésium ? De nombreux naturopathes le recommandent et attestent de son efficacité !

En pratique

- Faites une cure de chlorure de magnésium. En une ou deux semaines seulement, votre verrue peut ainsi disparaître.
- Vous pouvez aussi appliquer un peu de la solution de chlorure de magnésium directement sur la zone concernée à l'aide d'une compresse.

Vieillissement

À défaut d'être le secret de la jeunesse éternelle, le chlorure de magnésium peut y contribuer à plus d'un titre ! Le professeur Pierre Delbet a mené de nombreuses études sur ce sujet, et était convaincu que le magnésium peut **ralentir le processus de vieillissement**. En effet, avec l'âge, les divers organes voient leurs taux de magnésium diminuer. Or le magnésium est un facteur majeur de résistance au stress oxydant ou oxydatif, qui est la cause profonde du vieillissement : c'est le cercle vicieux ! Le complément de chlorure de magnésium agit comme les antioxydants en freinant le vieillissement des cellules, et en s'opposant à la formation des radicaux libres, et il stimule le système immunitaire qui a tendance à s'affaiblir avec l'âge. Résultat : **l'organisme est plus résistant et se régénère mieux et plus vite.** On consomme moins de médicaments, et on est en meilleure forme. Les problèmes d'articulations, les crampes, les troubles de la prostate ou les défaillances de la mémoire s'atténuent, voire disparaissent ! Si l'on en croit le professeur Pierre Delbet, le chlorure de magnésium pourrait même agir sur l'un des principaux signes physiques de la vieillesse : les cheveux blancs (voir p. 131) ! Que demander de plus ?

En pratique

- Les personnes âgées ont tout intérêt à suivre régulièrement des cures de chlorure de magnésium, qu'elles souffrent de symptômes particuliers ou non !

Yeux

Dans *Vertus curatives du magnésium*, le docteur Raoul Vergini cite les travaux d'un autre médecin, le docteur Testa, chef oculiste de l'université de Naples. Selon ce dernier, le chlorure de magnésium serait efficace pour **guérir les conjonctivites ainsi que retarder l'apparition du glaucome.**

En pratique

- Voilà encore une bonne raison de suivre de temps en temps une cure de chlorure de magnésium…

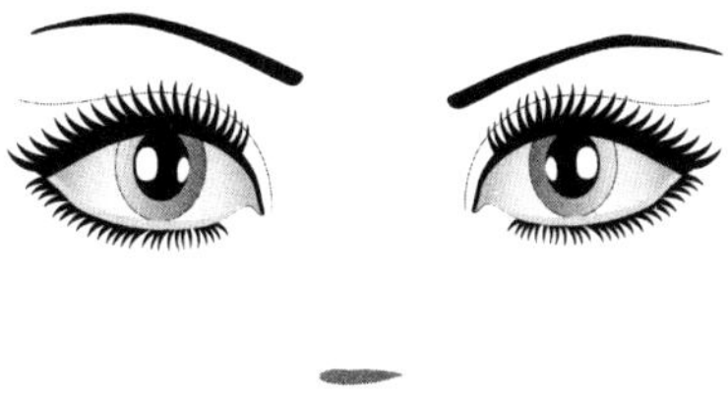

CHAPITRE 4

Ses applications bien-être

Angoisse, anxiété, troubles du sommeil, palpitations, dépression, stress, hyperémotivité… de nombreux troubles du système nerveux sont liés à une carence en magnésium. Ce minéral joue un rôle crucial dans les équilibres nerveux, psychique et émotionnel. En effet, il régule la transmission de l'influx nerveux et la libération des neuromédiateurs (les messagers chimiques du cerveau). En cas de carence en magnésium, leur libération augmente et notamment celle de la noradrénaline, l'hormone du stress.

« L'usage régulier du chlorure de magnésium conduit, au bout de trois à cinq jours, à une sorte de stabilisation, d'équilibre du système nerveux. Il modère les sensibilités surexcitées ;

il rend à la fois plus énergique et moins irritable ; il donne un optimisme entreprenant ; il fait envisager l'adversité avec calme ; il rend capable de plus de travail avec moins de fatigue », écrit le professeur Pierre Delbet.

Chaleur

Quand il fait chaud, **on transpire beaucoup… et on élimine donc beaucoup de magnésium** ! Pour éviter les conséquences (fatigue, stress…), il est essentiel de combler ce déficit. La solution ? Miser sur le chlorure de magnésium.

En pratique

- L'été, quand la chaleur est à son maximum, faites une petite cure de chlorure de magnésium. Et n'oubliez pas de boire beaucoup pour bien vous hydrater.

Concentration

Période d'examens, surcroît de travail... à certains moments, nous avons besoin d'un petit coup de pouce pour nous aider à nous concentrer et à ne pas nous disperser. Certains misent sur le café, d'autres sur les boissons énergisantes. Ces deux solutions-là ont un effet pervers : elles excitent, ce qui n'est pas très indiqué quand il faut passer de longues heures derrière son écran ou sur sa copie ! **Le chlorure de magnésium, au contraire, permet de booster sa concentration tout en restant calme** et serein face à sa montagne de dossiers ! Résultat : on est plus efficace, moins stressé et moins fatigué.

En pratique

- Vous entamez une période intense de travail ou de révisions ? Faites une cure de chlorure de magnésium pendant trois semaines, à raison de 1 ou 2 verres par jour. Faites une pause de dix jours et recommencez si nécessaire.

Dépression, déprime

On a tous, à un moment ou à un autre de notre vie, des passages à vide, des petites parenthèses de déprime et de découragement, des moments où l'on aimerait bien recevoir un coup de main pour retrouver le sourire et reprendre sa vie en main. Le chlorure de magnésium a cet effet-là : **sa prise régulière apporte une sensation d'énergie et d'euphorie**. Testez vous-même : vous verrez les choses d'un œil neuf et plus positif! Quand la déprime est intense et que l'on entre dans une phase dépressive, le chlorure de magnésium peut également être utile. Évidemment, il ne va pas balayer tous les problèmes d'un seul coup, mais il peut apporter une aide précieuse dans ce long cheminement intérieur que constitue la psychothérapie.

En pratique

- En prévention, faites des cures de chlorure de magnésium de trois semaines environ, à chaque changement de saison, et notamment à la fin de l'été ou au début de l'hiver. C'est souvent pendant ces moments-là que l'on traverse des « passages à vide ».

- En cas de déprime passagère, ou de phase de découragement, même conseil : une cure de trois semaines environ permet de retrouver le sourire et l'énergie nécessaire pour aller de l'avant.
- Quand la dépression est là, prévoyez une cure plus longue, sur plusieurs mois, en complément d'un suivi médical et psychologique adapté.

Taux de magnésium et taux de suicides

Dans son ouvrage *Vertus curatives du magnésium*, le docteur Raoul Vergini cite les travaux de Louis Robinet sur le lien entre les taux de suicides et les régions où la terre est riche en magnésium (il avait déjà mené le même type de recherches sur le cancer, voir p. 75). Ses recherches menées au milieu du XXe siècle ont clairement montré que le taux de suicides est plus élevé dans les régions où le sol est moins riche en magnésium. La différence est énorme, de l'ordre de 60 % ! « Il va de soi qu'une personne ne se suicide pas uniquement parce que le sol est pauvre en magnésium. Mais il n'en demeure pas moins vrai que les personnes qui absorbent régulièrement une bonne dose de sels de magnésium possèdent un équilibre plus stable et affrontent l'adversité avec plus de sérénité », conclut Louis Robinet.

Fatigue

Qui ne s'est jamais plaint d'être fatigué ? Certains le sont même à longueur d'année ! Surmenage, stress, maladie… les causes de la fatigue sont nombreuses et nous touchent tous. Les fabricants de compléments alimentaires ont bien compris la portée de ce « mal du siècle », et ne cessent de nous proposer encore et toujours de nouvelles formules magiques pour nous rendre tonus et énergie. Mais les effets ne sont pas toujours au rendez-vous ! Et si, au lieu de vous ruiner, vous faisiez une cure de chlorure de magnésium ? Vous retrouverez la pêche beaucoup plus vite. De plus, contrairement à certains compléments, notamment à base de caféine, **le chlorure de magnésium n'a pas d'effet excitant**, bien au contraire : il rend même plus calme et plus serein.

En pratique

- Dès que vous vous sentez fatigué, faites une cure de chlorure de magnésium. Rien ne sert de doubler les doses sous prétexte que vous êtes « très très fatigué » : vous risqueriez de souffrir d'insomnies tellement vous avez la pêche !

• En prévention, prévoyez de faire régulièrement des cures de chlorure de magnésium, par exemple avant la rentrée scolaire, à l'approche de l'hiver…

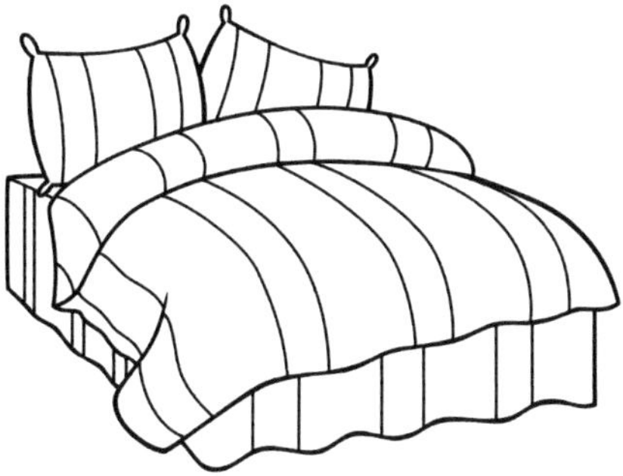

Fatigue sexuelle, baisse de la libido

La baisse de désir au sein d'un couple est un phénomène normal et passager. Tous les couples connaissent des hauts et des bas. Fatigue physique, stress, moral en berne… les causes sont nombreuses. En ce sens, **le chlorure de magnésium, à défaut d'être un véritable aphrodisiaque, est un excellent tonifiant et stimulant** parfois bien utile en cas de petite panne.

En pratique

- Ne laissez pas la baisse de désir s'installer ! Dès les premiers signes, faites une cure de chlorure de magnésium… tous les deux évidemment.

Mémoire

C'est bien connu : une supplémentation en magnésium booste les facultés du cerveau, notamment la mémoire et la concentration (voir p. 117). De nombreuses études scientifiques récentes soulignent **le rôle du stress et de la carence en magnésium dans les pertes de mémoire**, et donc dans l'augmentation du risque de maladie d'Alzheimer.

En pratique

- Les personnes âgées ont tout intérêt à faire des cures régulières de chlorure de magnésium afin d'entretenir leur mémoire, qui peut commencer à vaciller avec l'âge… C'est également utile pour lutter contre de nombreux autres troubles liés au vieillissement (ostéoporose, problèmes de prostate, tremblements, etc.), alors pourquoi s'en priver ?

Sport

Lors d'efforts prolongés, nous éliminons beaucoup de magnésium via la transpiration. On estime qu'un effort intensif, notamment en cas de forte chaleur, peut faire éliminer jusqu'à 30 mg de magnésium par litre de sueur*. Il est donc important de **compenser ces pertes**, sous peine de fatigue, de crampes… Le déficit en magnésium diminue aussi les performances physiques et aggrave le stress oxydatif.

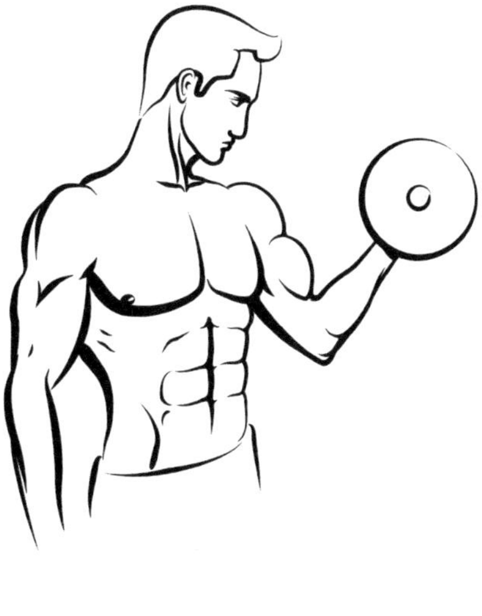

* Source : *Le magnésium*, Alain Berthelot, Maurice Arnaud, Amid Reba, Jean-Georges Henrotte, John Libbey, Eurotext, décembre 2004.

En pratique

- Le chlorure de magnésium permet de compenser ces pertes : faites-en des cures régulières et n'oubliez pas de bien vous hydrater.

Stress

Contrairement à ce que l'on pourrait croire de prime abord, le stress nous est indispensable. En effet, grâce à lui, notre organisme peut s'adapter aux contraintes extérieures et notamment réagir au danger. Il se manifeste par une accélération du rythme cardiaque, des sueurs, une respiration plus rythmée… Les réflexes sont plus rapides, et on devient, par exemple, capable de freiner au bon moment pour éviter l'accident. Ensuite l'organisme se calme et tout redevient normal. Mais **quand cet état de stress perdure, ou qu'il est trop important pour être géré correctement, l'épuisement guette**. Dans le monde du travail, on parle de *burnout* (en anglais) ou de « syndrome d'épuisement professionnel ». Aujourd'hui, le travail est bien l'une des premières causes de stress. Mais, au quotidien, il peut aussi être déclenché par de nombreux facteurs : difficultés à gérer de front vie personnelle et vie professionnelle, choc émotionnel, perte d'un proche, opération chirurgicale… Il faut réagir car, en plus de handicaper sa vie personnelle et professionnelle, le stress peut se transformer en dépression si rien n'est fait !

Comment peut agir le magnésium dans ce cas ? On a constaté que son déficit augmente l'hypersensibilité au stress. Et que le stress provoque une déperdition accrue de magnésium ! Voilà un cercle vicieux qu'il est difficile de briser. Combler ses déficits en magnésium est donc indispensable : rappelons que nous sommes tous en manque de ce précieux minéral ! Il agit également sur les problèmes de concentration (voir p. 117), le manque d'énergie… C'est donc un remède parfait pour mieux gérer les pressions du quotidien.

En pratique

• Le stress peut nous toucher à n'importe quel moment de la vie. Alors mieux vaut que l'organisme soit bien équipé pour y réagir. En prévention, des cures régulières de chlorure de magnésium sont à recommander.

• En cas de stress « prévu » (dossier important à rendre, entretien d'embauche, licenciement, rupture amoureuse...), une cure de chlorure de magnésium peut aider à mieux affronter cet événement.

Troubles du sommeil

Difficultés d'endormissement, réveils nocturnes, nuits agitées... on estime aujourd'hui que près d'un Français sur deux dort mal. Les causes de ces troubles du sommeil sont très diverses. Mais, le plus souvent, ils sont liés au stress, à l'anxiété, à un état d'énervement... Or, sur tous ces problèmes, le chlorure de magnésium apporte une aide efficace. Il permet non seulement d'agir sur la cause de ces troubles, mais aussi sur leurs conséquences, à savoir la fatigue et le manque de concentration qui vous terrassent dans la journée après une mauvaise nuit ! Le chlorure de magnésium vous rend plus zen et vous permet de **mieux gérer votre stress, de jour comme de nuit**. Résultat : vous dormez mieux ! Le tout sans aucune accoutumance, contrairement à certains médicaments.

En pratique

- Faites une cure de chlorure de magnésium, à raison de 1 ou 2 verres par jour pendant une vingtaine de jours. Faites une pause de dix jours, puis renouvelez si nécessaire quand vos insomnies ou vos troubles du sommeil réapparaissent.
- N'augmentez pas les doses pour dormir mieux : vous risqueriez, au contraire, d'avoir trop d'énergie le soir, et de ne plus pouvoir trouver le sommeil.

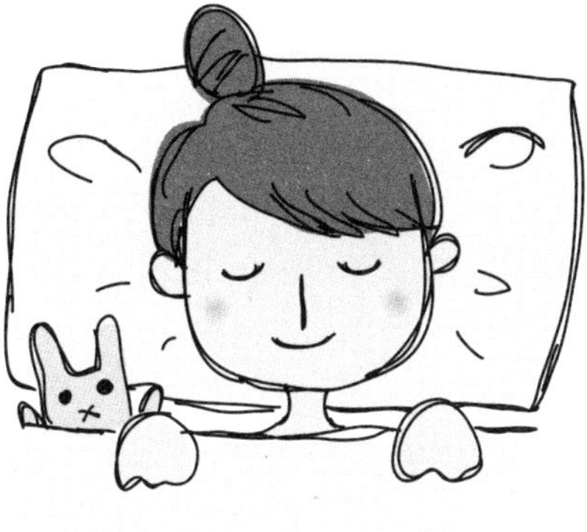

CHAPITRE 5

Ses applications beauté

Le chlorure de magnésium, pris en interne, peut aider à prévenir le vieillissement et ses différentes manifestations physiques : cheveux blancs, taches de vieillesse, ongles fragiles… Il est également très efficace en cas de boutons ou d'acné. Au Japon, les femmes s'en servent aussi pour préparer des lotions maison, car il a des propriétés régénérantes et cicatrisantes. Mais attention, il peut se révéler irritant sur les peaux sensibles. Testez-le sur un petit carré de peau avant d'en appliquer sur tout le corps !

Des gammes entières de cosmétiques au nigari

Dans certains pays, comme l'Australie ou les États-Unis, on trouve des gammes entières de produits cosmétiques fabriqués à partir de nigari produit au Japon : savons, shampooings, lotions, flocons pour le bain ou les bains de pieds, « huile » pour le corps (il s'agit en fait d'un mélange de nigari et d'eau), gel...

Acné, boutons

Ce problème de peau fréquent est la hantise des adolescents, et même de certains adultes. Le chlorure de magnésium apporte une réponse efficace car il permet aux glandes sébacées de **mieux lutter contre les bactéries** qui causent l'inflammation, et donc les boutons.

En pratique

- **Par voie externe :** sur une peau propre, passez matin et soir un coton imbibé de lotion au nigari (voir recette p. 136). Vous pouvez également utiliser le Delbiase sous forme de crème (voir p. 54).

- **Par voie interne :** suivez une cure de chlorure de magnésium, à raison de 1 ou 2 verres par jour pendant quelques semaines.

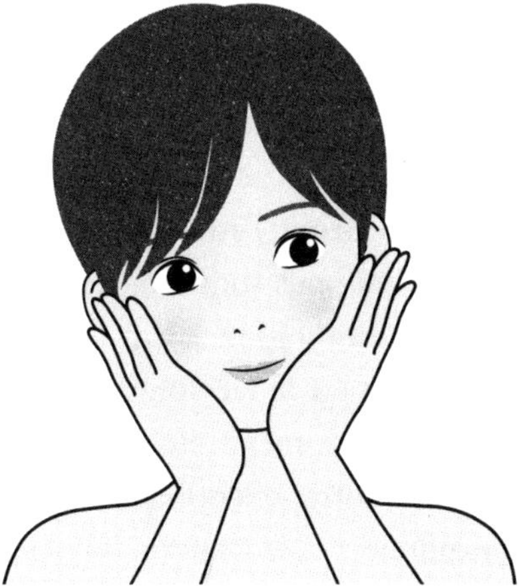

Cheveux blancs

Le professeur Delbet l'affirme en ces termes dans son livre *Politique préventive du cancer* : « L'application locale de sels halogénés de magnésium **restaure la pigmentation des poils blanchis par l'âge.** » Il raconte même son expérience personnelle : « Mes cheveux et ma barbe étaient complètement blancs depuis douze ans environ. J'ai fait faire une pommade [...]. J'ai appliqué cette pommade sur ma lèvre supérieure, ma lèvre inférieure et mon menton, en m'efforçant de faire adhérer à la peau. J'ai fait la première expérience en août 1937. J'avais alors 76 ans et 9 mois. [L'expérience a uniquement fonctionné] sur ma moustache. Sa recoloration fut assez marquée pour attirer l'attention. [...] J'arrêtai l'expérience. Les poils sont redevenus blancs. Je note que la décoloration a été beaucoup plus lente que n'avait été la recoloration. » Comment expliquer ce phénomène étonnant ? Citant les travaux d'un autre scientifique, le professeur Delbet explique : « Ses analyses ont montré que les cheveux blancs contiennent moins de magnésium que les pigmentés. »

En pratique

- La pommade originelle utilisée par le professeur Delbet (à base de chlorure de magnésium et de petites doses de bromure, iodure et fluorure de magnésium) n'existe plus. Aujourd'hui, le Delbiase en version crème, vendu en pharmacie, ne contient que du chlorure et du bromure de magnésium. Nul ne sait si ses effets sur les cheveux blancs sont différents... Et reconnaissons qu'il n'est pas très pratique de s'enduire les cheveux blancs de crème !

- La solution la plus pratique : lotionnez vos cheveux deux fois par jour avec 10 cl de solution de chlorure de magnésium... et faites preuve de patience ! À défaut de retrouver votre belle couleur originelle, vous grisonnerez peut-être moins vite.
- En complément de l'application locale, prenez du chlorure de magnésium par voie interne.

À noter

Ce traitement doit être poursuivi au moins six mois pour être efficace. Il faut donc faire preuve de persévérance ! Sachez également qu'il ne fonctionne pas sur tout le monde...

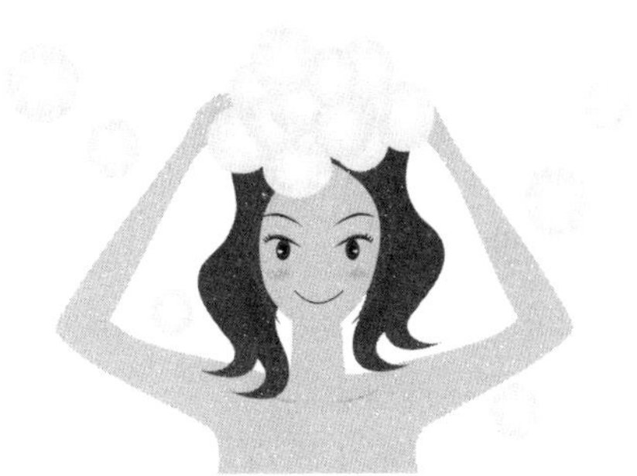

Irritations de la peau

Peau sèche, atopique, eczéma, démangeaisons, rougeurs… la peau peut souffrir de multiples petites irritations. Dans tous ces cas, le chlorure de magnésium, et plus particulièrement le Delbiase sous forme de crème, peut apporter **un réel soulagement**.

En pratique

- Appliquez une noisette de Delbiase crème sur la zone concernée et massez. Renouvelez l'application jusqu'à disparition des symptômes.
- Les Japonais utilisent beaucoup le nigari liquide dans le bain (voir p. 136). Avec le nigari en paillettes, il faudrait en mettre vraiment beaucoup pour profiter de ses bienfaits : au moins 1 kg !
- Vous pouvez aussi ajouter dans l'eau de votre bain 2 grosses poignées de sels de la mer Morte, qui contiennent environ 46 % de chlorure de magnésium, et plein d'autres sels excellents pour la peau (voir p. 72).

Ongles cassants

Vos ongles sont fragiles, cassants, se dédoublent… Bref, impossible de les garder longs ! La solution ? Le chlorure de magnésium ! Pris régulièrement, **il rend les ongles plus résistants**, et donc aussi plus beaux.

En pratique

• Faites des cures régulières de chlorure de magnésium.

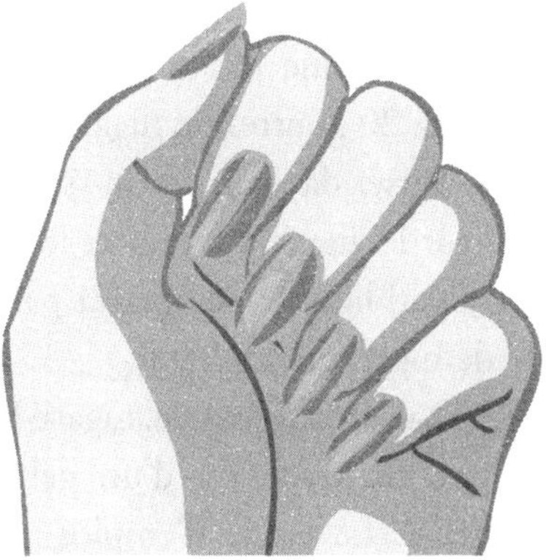

Peau terne

Au Japon, le nigari, sous forme liquide, est utilisé pour préparer des lotions et des nettoyants pour la peau. **Il nettoie l'épiderme en profondeur et le débarrasse de ses cellules mortes.** Cela lui rend tout son éclat et stimule la régénération cellulaire. Pour cet usage, les Japonais emploient le nigari liquide, plus facile à doser. Malheureusement, on n'en trouve pas en France : on peut dans ce cas le remplacer par du nigari en paillettes.

En pratique

- Pour préparer une lotion pour le visage au nigari*, diluez 20 gouttes de nigari liquide dans 10 cl d'eau. Versez dans un flacon spray et agitez. Pulvérisez sur le visage, les bras et les jambes. À défaut de nigari liquide, remplacez par ½ cuillère à café de nigari en paillettes.
- Les Japonaises utilisent le nigari liquide en complément du savon ou d'un gel nettoyant pour le visage. Le mode d'emploi : savonnez-vous le visage en massant avec vos paumes, puis ajoutez 5 gouttes de nigari liquide au creux de

---

* Source : www.kameyamado.com

vos mains et appliquez sur le visage en légers massages. Laissez poser quelques minutes puis rincez abondamment et séchez la peau en tapotant légèrement avec un linge propre. À défaut de nigari liquide, vous pouvez le remplacer par 1 cuillère à café de solution de chlorure de magnésium (préparée avec 20 g de nigari + 1 litre d'eau).

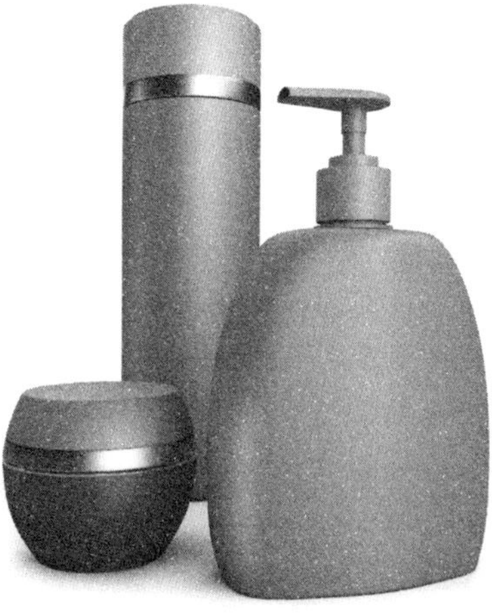

Pieds

Enfermés toute la journée, nos pieds sont mis à rude épreuve ! Surtout quand vous marchez ou piétinez pendant des heures… **Le réconfort des pieds gonflés, échauffés, endoloris ?** Un bain au chlorure de magnésium. Effet relaxant assuré !

En pratique

- Diluez un sachet de chlorure de magnésium (20 g) dans une bassine d'eau tiède et plongez-y les pieds au moins 15 minutes. Puis séchez-les soigneusement.
- Si vous utilisez du nigari, comptez 2 cuillères à soupe dans une bassine d'eau tiède.

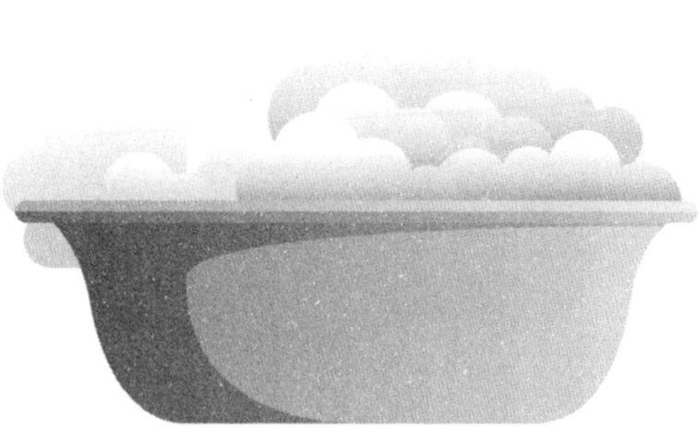

Taches de vieillesse

Les taches brunes ou taches de vieillesse apparaissent avec l'âge, notamment au niveau des mains, du décolleté ou du visage. Elles sont dues à une accumulation de pigments suite à l'exposition solaire. C'est l'une des premières marques de vieillissement cutané. Tous les types de peaux sont concernés : claires ou mates ! Pour les prévenir, se protéger du soleil est donc essentiel : choisissez une protection 30 minimum. Une fois les taches bien installées, le chlorure de magnésium peut être utile non pas pour les faire disparaître, mais pour **les atténuer visiblement**.

En pratique

- Dès l'apparition des taches, faites des cures régulières de chlorure de magnésium, à raison de trois semaines suivies de dix jours d'arrêt.

CHAPITRE 6

Ses autres applications

Le chlorure de magnésium en cuisine

À noter

Pour cet usage, on utilise plutôt le nigari que le chlorure de magnésium en poudre.

Dans son pays d'origine, le Japon, le nigari est de plus en plus utilisé en cuisine : pour le traditionnel tofu, mais aussi comme ingrédient à part entière. Dans la cuisine japonaise, on le nomme même parfois le « sixième assaisonnement », les cinq autres étant le sucre, le sel, le vinaigre, la sauce soja et la pâte de soja fermenté ou miso. Ses avantages ? Il accélère la cuisson des aliments et rehausse leur goût, plus que le sel ordinaire. On le préconise pour la cuisson du riz (pour l'empêcher de durcir), pour la cuisson vapeur des légumes (cela évite qu'ils ramollissent)… On en ajoute également dans la célèbre soupe miso, le plat incontournable au Japon.

Et si vous fabriquiez votre propre nigari ?

Pour cela, il vous faut du sel marin non raffiné (le sel raffiné a été débarrassé de la plus grosse partie de son chlorure de magnésium, cela ne marchera donc pas). Comme le nigari se dissout plus rapidement que les autres sels, il est facile de le récupérer grâce à la vapeur d'eau.

Pour cela, suivez ce mode d'emploi :

1. Enveloppez 1 kg de sel de mer non raffiné dans une mousseline.

2. Mettez cette mousseline sur une grille posée dans un cuit-vapeur, avec une petite coupelle ou un bol en dessous pour recueillir le chlorure de magnésium.

3. Faites chauffer l'eau. Inutile de la faire bouillir, il faut juste créer de la vapeur d'eau et une atmosphère humide.

→

4. Une fois que l'eau est chaude, fermez le couvercle pour emprisonner cette vapeur d'eau et laissez poser au moins une journée. Les sels de magnésium absorbant plus vite l'eau, ils vont couler dans la coupelle. Le liquide recueilli sera le nigari.

5. Vous pouvez ensuite utiliser le nigari liquide pour faire du tofu, par exemple, ou le laisser sécher au soleil afin d'obtenir des cristaux.

Assaisonnement

Et si vous preniez l'habitude de **remplacer une partie de votre sel de cuisine par du nigari** ? Vous augmenterez ainsi vos apports en magnésium. L'idéal : remplacer votre dose de sel par ½ dose de nigari + ½ dose de sel (non raffiné de préférence).

Quelques idées d'utilisations :

- Pour la préparation des soupes et des bouillons : versez directement le mélange sel + nigari dans l'eau de cuisson.
- Idem pour la cuisson des pâtes, du riz…
- Dans la préparation des pains maison. Le chlorure de magnésium peut donner un petit goût au pain, commencez donc par une dose plus faible : ¼ de chlorure de magnésium + ¾ de sel non raffiné. La fois suivante, augmentez la part de chlorure de magnésium si le goût ne vous a pas dérangé.
- Pour les salades : ajoutez quelques paillettes de nigari dans votre vinaigrette et diminuez de moitié la dose de sel. Si le goût du chlorure de magnésium est trop prononcé, ajoutez quelques gouttes de jus de citron.

Du chlorure de magnésium à la place du sel dans les produits industriels ?*

Plus de 80 % du sel que nous consommons vient des aliments transformés. La réduction du sel, qui est une question de santé publique, représente donc un défi majeur pour les industriels de l'agroalimentaire. Or, le sel sert non seulement à augmenter le goût des produits mais aussi à améliorer leur liant, à stabiliser des graisses et à augmenter leur durée de conservation. Deux chercheurs mexicains ont montré que la solution idéale pour remplacer cet ingrédient dans les pâtés était une association de gomme gellane (E418) et de... chlorure de magnésium ! Peut-être la solution à venir pour diminuer notre consommation de sel et augmenter celle de magnésium ?

* Source : *LWT - Food Science and Technology*, Volume 42, Issue 2, "Textural Properties and Microstructure of Low-fat and Sodium-reduced Meat Batters Formulated with Gellan Gum and Dicationic Salts", A. Totosaus, M. L. Perez-Chabela.

Tofu

Le nigari est un ingrédient incontournable pour la fabrication du tofu : **il sert à faire cailler et coaguler le lait de soja.** Voici la recette pour fabriquer son propre tofu maison.

Ingrédients :
1 litre de lait de soja
1 cuillère à café de nigari

Préparation :

- Versez le lait de soja dans une casserole et faites-le chauffer jusqu'à ébullition.
- Diluez le nigari dans ½ verre d'eau.
- Hors du feu, versez-le dans le lait de soja encore chaud et battez à l'aide d'un fouet.
- Laissez la préparation cailler pendant 15 à 20 minutes.
- Versez la préparation dans un moule à tofu (ou à défaut une passoire doublée d'une étamine et posée sur un saladier). Laissez égoutter pendant une heure environ.
- Posez ensuite un poids par-dessus afin de maintenir une certaine pression, pendant 15 à 20 minutes. Si vous utilisez le système de la passoire, versez la préparation dans un moule à faisselle.

• Rincez le bloc de tofu sous l'eau froide et mettez-le dans une boîte hermétique remplie d'eau.

À noter

Le tofu se conserve au réfrigérateur pendant 3 ou 4 jours. Pensez à changer l'eau chaque jour.

Variantes : vous pouvez également parfumer votre tofu avec des herbes (fraîches, sèches ou surgelées) ou des condiments (olives, ail...). Ajoutez-les dans l'étamine au moment de l'égouttage.

Astuce : ne jetez pas le petit-lait récupéré lors de l'égouttage. Au Japon, on l'utilise pour faire blanchir le linge ! Et si vous en mettiez un peu dans votre prochaine lessive ?

Le chlorure de magnésium dans la maison

Déneigement

Au Canada, le chlorure de magnésium représente **une alternative au classique sel de déneigement. Ses avantages :** il est plus efficace, dans des conditions météo extrêmes, car il agit jusqu'à - 25 °C, une température bien inférieure à celle des autres produits utilisés. Il est également meilleur pour l'environnement, les plantes et les animaux car sa teneur en chlore est inférieure. Là-bas, il se vend en énormes sacs pouvant aller jusqu'à 1 tonne !

Fleurs, plantes vertes

Comme tous les êtres vivants, les plantes et les fleurs ont besoin de minéraux, et à plus forte raison quand elles sont extraites de leur milieu naturel ! Parmi eux, **le magnésium est un élément incontournable car il participe à la formation de la chlorophylle** (la couleur verte) et permet au végétal de mieux résister aux maladies et à la sécheresse. Plutôt que de nourrir vos plantes aux engrais, misez sur le chlorure de magnésium :

vous constaterez que même les plus faiblardes retrouveront vite une belle vitalité !

En pratique

- De temps en temps, arrosez vos plantes vertes avec un peu de solution de chlorure de magnésium. Comptez environ ½ verre par plante.
- Dans l'eau de vos fleurs coupées, vous pouvez ajouter également une pincée de nigari ou de chlorure de magnésium en poudre.

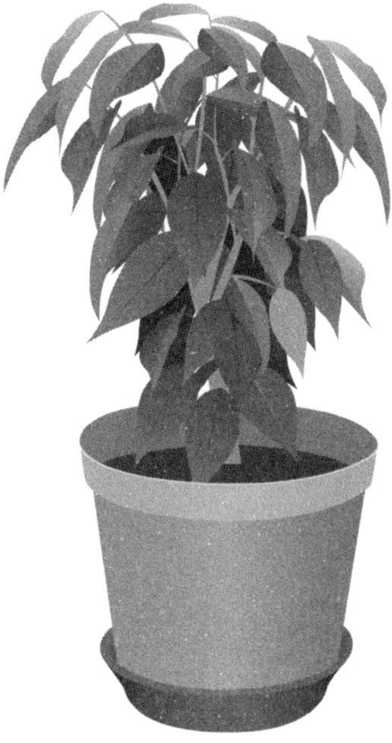

Potager

Vous faites pousser vos propres fruits et légumes ? Profitez-en pour les enrichir en magnésium « à la source » ! Comment ? Tout simplement **en apportant au sol le magnésium qui lui manque** ! Vous verrez, vos plantations seront moins sujettes aux maladies, et vous aussi puisque vous ferez le plein de magnésium grâce à votre alimentation ! Vous constaterez également que vos fruits et légumes sont plus goûteux…

En pratique

• Une fois par semaine environ, enrichissez l'eau d'arrosage de vos fruits et légumes : comptez 20 g de nigari ou de chlorure de magnésium en poudre par arrosoir.

Bibliographie

La solution magnésium, Dr Marianne Mousain-Bosc, éditions Thierry Souccar, 2010.

Politique préventive du cancer, Dr Pierre Delbet. Première édition en 1944 par Denoël. Réédité par Sciences libres en octobre 2009.

Le chlorure de magnésium dans les maladies infectieuses, éditions Sciences Libres, 2010. Contient la réédition de *Le chlorure de magnésium dans l'élevage – Traitement cytophylactique des maladies infectieuses*, Dr Auguste Neveu, 1961.

Tous les espoirs de guérir, Jean Palaiseul, éditions Robert Laffont, 1970.

Vertus curatives du magnésium, Dr Raoul Vergini, éditions Résurgence, 2000.

Le magnésium, Alain Berthelot, Maurice Arnaud, Amid Reba, Jean-Georges Henrotte, John Libbey, Eurotext, décembre 2004.

Table des matières

Achevé d'imprimer en Espagne par
Litografia ROSÈS S.A.
Gavà (08850)

Dépôt légal : octobre 2010